한의학 정신건강 시리즈 1

짧지만 3요소를 모두 갖춘 명상법

기와 함께하는 15분

명상

김종우

집문당

명상이 분명 쉬운 작업은 아니다. 하루에 30분의 시간을 내는 것이 무척 어렵다. 시간을 내는 것도 내는 것이지만, 명상을 할 장소와 여유도 없다. 그렇지만 정작 명상이 필요한 사람은 30분의 짬도 낼 수 없다는 바로 그런 사람들이다. 환자에게 명상은 더욱 힘들지 모른다. 그렇지만 건강의 소중함을 절실하게 알고 있는 환자들은 명상을 더욱 열심히 한다. 그리고 환자에게는 너무 힘든 명상일 필요는 없다. 일상에서 쉽게 할 수 있는 15분의 짧은 시간으로 자신의 건강을 체크하고, 자기의 본래 모습을 찾아가는 데 도움을 받을 수 있다.

프롤로그

하루 15분의 투자가 정신을 건강하게 한다

여러분은 정신 건강을 위해 어떤 노력을 하는지요?

스트레스로부터의 해방은 현대를 살아가면서 우리가 극복해야 할 화두입니다.

스트레스를 관리하는 데 왕도가 따로 있는 것은 아닙니다. 각자에게 맞는 스트레스 관리법이 있고, 또 상황에 따라 그 방법이 달라지기도 합니다. 도중에 효과가 없다고 그만두면 영영 그 방법을 써먹지 못할 수도 있습니다. 어쨌든 스트레스 관리법은 각자 자신에게 맞는 방법을 찾아야 하고, 이를 꾸준하게 실천해야 합니다.

화병과 스트레스를 다루고 있는 강동경희대학교병원 클

리닉에서도 매번 환자에게 어떻게 스트레스를 극복하느냐에 대하여 상담을 합니다. 최종적인 목표이기도 하고, 의사의 마지막 핑계일 수도 있지만, 스트레스는 본인이 풀어 나가야 한다는 것입니다. 그리고 이를 생활에 적용시켰을 때, 단지 지금의 스트레스 해결뿐만 아니라 스트레스 예방도 할 수 있다는 것입니다.

의사로서 치료를 하면서 어떻게 하면 의학적으로 추구하는 생활방식을 일상에서 적용할 수 있느냐가 숙제입니다. "의사 선생님은 과연 스트레스를 어떻게 풉니까?"라는 질문에 대답을 하면서 정작 본인도 해결을 하지 못하는 문제라는 생각이 들기도 합니다. 그렇기 때문에 본인도 실천할 수 있는 스트레스의 관리법이면서 일상에서 일반인과 환자들이 실천할 수 있는 방법을 소개해야겠다는 절실한 마음이 들었습니다.

세상이 변화 발전하면서 스트레스 관리에 대하여 정신건강이 부각되고 있습니다. 그동안 비주류라고 치부되던 보완대체의학, 그 가운데 심신의학이 스트레스 관리의 대안으로 등장하고 있습니다. 이러한 심신의학은 한의학이 가지고 있는 전체성, 통합적 의학과 근본적으로 이론적 일치를 보입니다.

한의학에서는 건강하게 삶을 유지하는 방법으로 양생법(養生法)과 함께 특히 정신 건강에 대하여 강조를 하고 있습니다. 한의학은 자연의학입니다. 자연의학이라 함은 자연에서의 소재를 활용하여 치료에 활용한다는 면도 있지만, 생활에서 적용될 수 있는 방법을 적극 활용하는 것이고, 인체가 가지고 있는 자연적인 치유력을 키워 나간다는 의미를 가지고 있습니다. 현대사회에 접어들면서 한의학이 위축되고 있다는 견해도 있지만, 실제 한의학은 우리의 일상생활 곳곳에 뿌리깊게 자리를 잡고 있습니다. 한방삼계탕과 같은 음식, 황토를 활용한 주거 공간, 기를 강화시키는 의복 등 의식주 모든 곳에 한의학이 스며들어 있고, 또한 기공이나 명상, 마사지와 같은 자기 조절 방법에도 한의학은 중요한 역사적·이론적·실제적 자료를 제공하고 있습니다.

여기서 저는 한의학 정신건강 시리즈의 첫 번째로 《기와 함께하는 15분 명상》을 소개합니다.

이 프로그램은 15분 정도의 시간으로 자신의 스트레스를 관리하는 생활실천 프로그램입니다. 먼저 이 프로그램이 가지고 있는 뜻과 목표를 알고 넘어가야 할 필요가 있습니다.

1. 자신의 리듬을 가지고 살고 있습니까? 누구에겐가 혹은 어떤 환경적인 요인에 끌려 다니며, 자신의 길을 가지 못하고 있다면 이 방법을 활용하십시오.
2. 스트레스 관리를 위한 시간이 부족합니까? 이 책은 15분의 시간으로 스트레스를 풀 수 있는 방법을 제공합니다.
3. 스트레스에 대하여 예민하게 반응하십니까? 외부 자극에 대하여 민감하게 반응을 하신다면 스스로를 지킬 수 있는 방법을 배워보도록 합시다.

결국 이 책은 자기 조절을 통한 내적 치유력의 극대화를 통해 스트레스를 이겨나가는 것을 목표로 합니다.

진정한 행복함과 편안함을 언제 느껴 보셨나요?

우리가 목표로 하는 것은 충분한 이완상태를 우선적으로 경험하는 것입니다. 그리고 이런 이완상태를 일상으로 늘려 나가는 것입니다. 만약 충분한 이완상태를 경험해보지 못한 사람이라면, 그것을 일상으로 끌어낼 수도 없습니다. 분명하게 느껴보아야 합니다.

호흡은 자기 조절능력을 키우는 첫 번째 키워드입니다. 인체 내의 여러 파동과 리듬, 그리고 자율신경계의 반응 가운데, 인간이 스스로 늘리고 줄이기가 가능한 유일한 방법입니다.

이완훈련은 우리 몸과 마음의 안정 상태를 최대로 끌어내게 됩니다. 이완을 한 이후에 우리 몸의 자발적 에너지가 강화되는 것을 느낄 수 있을 것입니다.

기는 우리 몸의 에너지입니다. 그렇지만 실제를 관찰하는 것이 쉽지 않습니다. 그렇기 때문에 우리는 그것을 몸소 느껴야 합니다. 느껴야 그것을 활용할 수 있습니다.

이 책을 통하여 직접적으로 도움을 받을 수 있는 사람은 스트레스에 시달리는 분들입니다. 특히 마음을 편안하게 가지기가 어려운 환자들입니다. 단지 정신과를 찾는 환자만

이 아닙니다. 아마도 몸이 아파 본 사람이라면 몸 뿐만 아니라 마음도 약해지는 것을 경험했을 것입니다. 질환을 처음 진단받았을 때의 충격은 그 어떤 충격보다도 큽니다. 이 책은 바로 그런 분들을 위한 책입니다.

그리고 일상에서의 스트레스 관리 프로그램으로도 활용이 됩니다. 반복되는 일상에서 잠시 휴게실을 이용하듯이 쉬고 나와서 다시 일상생활을 열심히 하면 됩니다.

이 프로그램에서 다루는 명상이 비록 고리타분한 주제 같지만, 청소년에게 도움을 줍니다. 특히 정체성에 대한 문제로 방황하는 그들에게 자신을 돌아볼 시간을 주어 자신의 삶에 대한 길을 찾아가도록 도움을 줍니다.

명상과 한의학의 기를 접목하여 여러분이 가지고 있는 스트레스 문제를 해결하고, 자기를 스스로 조절하고 안정시킬 수 있도록 하며, 결국 질병에 대하여 이겨 나갈 수 있는 자생력 회복을 위해 이 책을 만들었습니다.

이 책을 쓰게 된 직접적인 계기는 '기와 함께 하는 15분 명상'에 관한 임상시험이었습니다. 그 임상시험의 결과가 이 책의 기본이 되었음을 밝히며 시험을 진행하였던 황은영 선생에게 감사를 전합니다.

또 이 책은 강동경희대학교병원의 여러 선생님들과의 토론을 통해 마무리하였습니다. 토론에 참여한 정선용 교수, 서현욱 · 김상영 선생에게도 감사를 드립니다.

끝으로 출판과정에서 적극적인 도움을 주신 집문당 출판사의 임동규 사장님과 남시중 편집장님께도 감사를 드립니다.

자, 이제 여러분의 건강을 위해 15분을 투자해 보십시오.

※ 일러두기

1. 이 책의 가장 중요한 점은 15분을 활용한 '기와 함께하는 명상'입니다. 이 15분 명상을 익혔으면 합니다. 이 방법을 시간을 정해 놓고 매일 반복하시기 바랍니다.
2. 이 책에서 소개된 스트레스를 풀어가는 다양한 방법을 짬짬이 실천에 옮겨보시기 바랍니다. 특히 Tip과 Box를 통하여 설명이 되어 있는 것은 여러분이 쉽게 실천할 수 있는 스트레스 관리법입니다.
3. 마음에 드는 방법을 1주일 정도 연습해 보십시오. 그리고 그것이 효과적이라면 본인의 스트레스 관리법으로 등록을 해 놓으십시오. 등록된 스트레스 관리법은 정작 스트레스가 닥쳤을 때 여러분을 구할 수 있을 것입니다.
4. 부족한 내용은 저자가 운영하고 있는 네이버 카페 '김종우 교수의 화병클리닉(http://cafe.naver.com/hwabyung)'을 방문하여 주십시오. 질문을 남기시면 성심껏 답변을 드리겠습니다. 또한 카페의 '따라하기' 코너에 소개된 동영상자료를 활용하시면 도움이 될 것입니다.

차례

이론편

실천편

차례

BOX

차례

TIP

차례

조금 깊이 읽기

1

정신 건강

心不在焉 視而不見 聽而不聞 食而不知其味

마음이 없다면 본다고 하여도 보이지 않고,
듣는다고 하여도 들리지 않으며,
먹는다고 하여도 그 맛을 알지 못한다.
《대학》

01

건강하세요?

선천성 심장병을 가지고 태어나, 어린 시절 심장 수술을 받고, 젊어서 심장박동이 안정화되지 않아 응급실을 들락거렸던, 현재도 부정맥 약을 먹고 있는 사람이 40대 후반을 맞았다. 건강에 대한 걱정이 다시금 생기기 시작한다. 그런데 지금은 단지 질병이 없는 건강 상태를 바라는 것이 아니다. 건강 상태를 지나 웰빙 상태에 도달하는 시도를 해보기로 했다.

신년을 맞아 체중조절을 시도한 것이다. 평소 8kg 정도가 많은 비만에 특히 아랫배가 볼록 나온 상태에서 40대를 보내는 시점에 소위 말하는, 의학에서 권하는 이상적 체중인 '정상 체중'에 도전해 보기로 했다.

첫 번째 전략은 우선 체중을 줄이는 것이었다. 그리고 목표 체중으로 가는 체중을 반 정도 줄인 이후에는 식습관을 바꾸기로 했다. 시작은 요즘 광고에서도 나오는 시리얼 두 끼에 정상적인 식사 한 끼로 정했다. 그것은 매일 반복되는 회의와 회식을 피할 수 없는 사람으로서 귀가 솔깃한 제안이기 때문이었다. 하루 두 끼를 2주 동안만 시리얼 식사를 하기로 했다. 2주일 후 체중은 4kg이 빠졌다. 그동안 필요 이상의 음식을 먹고 있었던 것이다.

이어서 두 번째 전략을 시도했다. 시리얼은 분명 건강한 몸을 만드는 음식은 아니다. 그래서 두 끼는 순수 야채식으로 하고 한 끼는 정상식사를 하기로 했다. 순수 야채식은 야채에 두부나 낫도(일본 된장), 과일 정도만 먹는 것이고, 한 끼의 정상식은 역시 어쩔 수 없는 결정이었다. 2주가 지나면서 체중은 다시 2kg이 빠졌다.

이제는 마지막 전략이다. 두 끼는 순수 야채식을 하면서, 나머지 식사도 채식으로 바꾸는 작업이다. 회의나 회식에서도 채식을 주로 찾는 것이다. 그리고 한 달 열흘 만에 8kg을 빼서 이른바 '정상체중'에 도달하였다. 정상체중뿐 아니라, 체지방률, 근육량도 정상이 되어 이제는 착 달라붙는 내의를 입어도 폼이 나는 그야말로 균형 잡힌 몸 상태를 만들어 냈다. 아직 끝난 것은 물론 아니다. 이 체중을 최소 6개월에서 2년 정도는 유지해야 요요현상 없이 그야말로 나의 몸, 나의 체중이 되는 것이다.

나는 왜 이런 방법을 선택했나? 이 체중조절 프로젝트는 어떤 결과물을 가져올까? 건강을 넘어 웰빙 상태로 넘어갈 수 있을까?

여러분은 다음 중 어디에 해당하나요?

① 질병 상태
② 반건강(미병 未病) 상태
③ 건강 상태
④ 웰빙(wellbeing)

위의 대답 가운데 반건강 상태는 질병으로 진단이 되지는 않고, 특별한 이상 소견이 나타나지는 않지만, 몸의 이상을 약간씩 느끼며, 언제든 질병으로 넘어갈 수 있는 상태를 말하는 것이고, 웰빙은 건강보다 더 나은 건강이 충만한 상태를 말한다.

질병이라는 것은 이미 엎어진 물과 같다. 댐이 붕괴된 것과 같다. 그래서 질병으로 판정이 나면 다시 원상태로 돌이키는 것이 쉽지 않다. 병으로까지 걸리는 시간이 1년이라면 회복을 위해서 1년 혹은 그 이상이 필요할 수 있다. 그런데 미병이라는 것은 엎어지는 물, 금이 가고 있는 댐으로 비유할 수 있다. 엎어지면 다시 담을 수 없고, 터지면 새로 댐을 만들어야 하지만, 지금은 문제점을 잘 파악하고 보완을 하면 다시 건강 상태로 바뀔 수 있다.

병원에서 고지혈증이나 동맥경화를 진단받았다면 돌이

키기 힘든 질병인 뇌졸중(중풍)으로 가는 단계를 밟고 있다고 보아야 한다. 뇌졸중이 질병이라면 고지혈증이나 동맥경화는 뇌졸중의 관점에서 보면 아직 미병이다. 더구나 고지혈증이나 동맥경화는 관리를 하면 정상상태로 돌아갈 가능성이 있지만, 이미 뇌졸중으로 넘어가면 회복을 하는 것이 그만큼 어려워진다.

질병은 건강에 이상이 있는 상태로 의학의 발달과 함께 많이 밝혀져 있다. 여러 진단 도구들이 질병을 알아내고 있기 때문이다. 그렇지만 반건강 상태나 웰빙 상태는 첨단 의학이 발달되어 있는 지금까지도 밝혀진 것이 많지 않다.

기존 의학의 주목적이 질병을 알아내고, 이것을 고쳐서 건강 상태로 만들어 가면 되기 때문이기도 하고, 또 의학적 기준에 따라 사람을 평가해서 '누구는 어떤 문제로 인하여 질병 상태임'을 밝히는 것이 의학의 과제이기 때문이기도 하다. 이런 기준을 세우다 보니, 질병의 범주 내에는 포함되지는 않지만, 여러 가지 사소한 증상으로 고생하는 사람이 있고, 이러한 사소한 증상들이 모이다 보니, 웬만한 중병보다도 더 고통을 받는 경우가 발생하기도 한다.

원인이 아직 밝혀지지 않은 복합통증증후군 같은 것은 암환자의 통증보다도 견디기 힘들다고 알려져 있다. 정신과 분야에서도 신체형장애는 두통·복통·요통 등의 신체 부위의 통증, 구역감·설사 등의 위장증상, 근육의 마비나 목의 이물감 등의 신경학적 증상이 있는데, 특히 일반적인 의학적 상태로 설명이 되지 않고, 사회적으로나 직업적으로 심각한 고통이나 장애를 가진 상태로, 정신장애에서 일반적으로 알려진 우울증이나 불안장애, 심지어 정신분열병보다 치료에 어려움을 겪게 된다.

이렇게 아직 밝혀지지 않고 있는 질병상태가 있기는 하지만, 우리의 관심은 한편으로 웰빙시대에 접어들고 있다. 그런데 웰빙시대는 기존의 질병시대와는 큰 차이가 있다. 새 의학에서의 목적도 질병과 건강만을 설명하는 것이 아니라 건강 그 이상을 설명해야 할 시대에 접어들었고, 또 아직 질병이 걸리지 않은 상태인 반건강 혹은 미병 상태를 설명해내야 한다.

Box 1 질병에서 웰빙까지

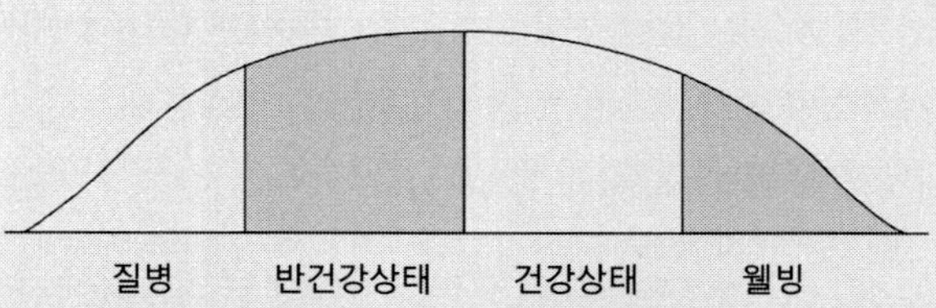

서구의학으로 대표되는 기존의학이 질병상태와 건강상태에 초점이 맞춰져 있다면, 한의학을 비롯한 전통의학과 보완대체의학, 통합의학은 반건강 상태의 치료와 웰빙의 달성에 강점을 가지고 있다.

세계보건기구(WHO)에서는 건강을 "질병이 없고 허약하지 않을 뿐만 아니라 신체적·정신적·사회적, 그리고 영적으로 안녕한 상태"로 설명하고 있다.

그런데 기존 의학이 질병과 건강에 대하여는 과학적 근거를 통하여 설명을 하고 있지만, 안녕한 상태에 대하여는 뚜렷한 설명을 제시하지 못하고 있다. 그런 가운데 일반인들은 질병과 건강 그 사이, 그리고 건강 그 이상인 안녕에 대하여 관심을 두기 시작했다.

건강과 질병 사이를 흔히 반건강 상태라고 이야기 한다. 이 반건강 상태를 질병이 되기 이전 상태인 미병(未病)이라고 설명을 하는데, 이 반건강 상태에서 질병 상태로 넘어가지 않게 하는 것이 이른바 질병의 예방이다.

미병은 크게 두 가지로 나눠진다.

첫 번째는 몸이 여기저기 이상하여 종합검진을 받았는데, 아무런 이상이 없는 유형이다. 증상을 계속 이야기를 하면 꾀병으로 타박을 듣거나 정신과 방문을 권유받는다. 주위로부터 인정을 받지 못하는 증상이라고 하여도 분명 고통스러우니 어떻게 하겠는가. 단지 기존 의학의 진단 틀을 벗어난 것뿐이다.

반대의 경우는 검사상 이상이 있는데, 전혀 증상이 없이 넘어가는 경우다. 물론 기존 의학의 진단 틀에 포함되기 때문에 미병이라고 하지 않을 수도 있지만, 정작 환자가 진단을 받으러 갈 때까지는 아무런 조치가 취해지지 않는다. 그렇다고 매일 병원에서 실시간 진단을 받을 수 있는 것도 아니다. 실제 검사를 반복적으로 진행하면서, 검사결과를 믿지 못하고 다시 검사를 하는 이른바 '검사중독 환자'도 병원에서는 흔히 만난다.

Box 2 미병

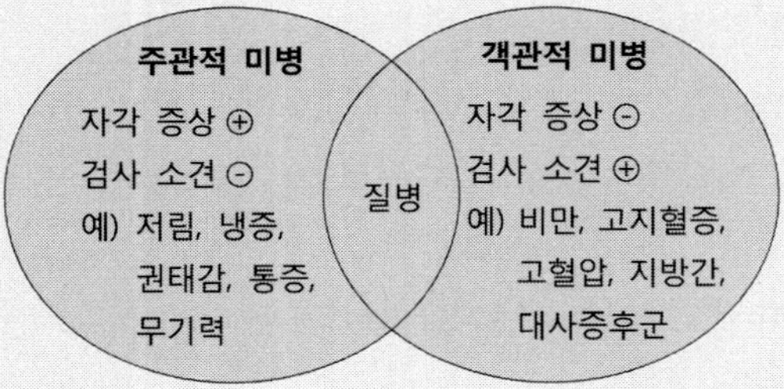

- 양방의학은 검사상의 이상을 가장 중요한 진단적 근거로 삼는다. 그리고 이를 근거로 치료 대책을 수립한다. 증상을 호소하지만 검사상 이상이 없다면 치료의 원칙을 찾기 어렵다.
- 한의학은 호소하는 증상을 근거로 진단을 하고 치료원칙이 수립된다. 증상이 없이 검사상 이상만 나타난다면 한의학적 치료의 원칙을 찾기 어렵다.
- 증상도 있고, 검사상 이상도 있어야 비로소 질병으로 인식된다. 요즘은 증상이 없어도 건강검진을 받는다. 혹시 숨어 있는 질병이 있는지를 찾는 작업이다. 그렇지만 한편으로는 검사에 이상이 없다고 하여 건강한 상태는 아니라는 것이다. 이것 역시 미병 상태이며 얼마든지 질병이 될 수 있는 위험인자를 가지고 있다는 의미이다.

○ 미병을 연구해야 하는 이유는 다음과 같다.

- 병이 들기 전에 예방하는 것
- 병이 있을 때는 빠르게 알고 치료에 이르는 것
- 병이 든 상태에서는 심해지는 것을 방지하는 것
- 병의 변화를 막는 것
- 노쇠를 막는 것
- 일상에서의 양호한 보건생활을 하는 것

그런데 무엇보다 중요한 이유는 기존 의학 진단 툴 이외에 한의학, 보완대체의학의 진단 툴이 적용되어 질병을 새롭게 이해해야 한다는 것이다.

○ 미병상태에서 가장 많이 나타나는 관련 질환

- 만성피로
- 소화기계 질환
- 고혈압
- 당뇨병
- 뇌피로
- 상기도 감염
- 대사증후군
- 여러 정신, 심리 증상

이런 여러 질환은 대부분 인간이 환경과의 적응과정에서 발생하는 스트레스 관련 증후군이다.

건강 그 이상의 상태를 웰빙이라고 한다. 웰빙은 복지, 행복, 안녕을 뜻하는 것으로 의학적인 측면 그 이상의 것이다. 그런데 이 웰빙상태를 유지하기 위해서는 육체적으로 질병이 없는 건강한 상태가 기본이 되기 때문에 기존 의학적 접근이 반드시 필요하다. 그리고 이러한 기존 의학적 접근에 한의학 · 보완대체의학 · 심리학 · 사회학 · 환경학 등이 접목되는 새 의학이 필요하게 된 것이다.

심리학은 웰빙 연구에 있어 빠른 변신을 시도하고 있다. 심리학의 관심이 이상 심리, 정신 병리 현상에서 건강심리, 긍정 심리, 행복으로 그 폭을 넓혀 가고 있다. 그래서 심리치료의 목표를 문제점을 극복하는 것과 함께 자신의 장점을 깨닫고 이를 개발하는 것으로 확대하고 있다.

심리학뿐 아니라 최근의 여러 학문들은 웰빙을 구현하기 위한 연구 결과들을 쏟아내고 있다. 유기농 음식, 걷기 운동, 사랑스런 대화법 등이 그런 예라고 할 수 있다. 그런데 주목되는 것은 웰빙의 조건으로 조화를 들고 있다는 점이다. 어느 한편에만 국한되어서는 웰빙을 실현할 수 없다는 것이다. 몸이 아무리 건강하여도 마음이 건강하지 못하다면 진정한 웰빙을 이룰 수 없다.

○ 웰빙의 조건

- 몸과 마음의 조화
- 일과 휴식의 조화
- 가정과 사회의 조화
- 자신과 공동체의 조화

결국 기존의학의 질병, 건강이라는 분야에 미병, 웰빙이 접목되었을 때 전체적으로 인간 관리가 가능해지는 것이다. 그래서 보완대체의학, 통합의학, 기능의학(Functional Medicine), 생활의학(Lifestyle Medicine), 그리고 전통의학을 포함한 여러 의학적 모델이 새롭게 조명받고 있다.

기존의 병원 루트에서는 환자의 증상에 대한 검토에서 시작하여 신체 및 질병의 검사를 통한 진단 이후 치료의 과정을 밟는다면, 새로운 의학에서는 환자의 기능, 감정, 기대, 신념과 함께 환자의 경험을 이해하여 환자와 의사와의 관계를 향상하고 보다 깊은 이해가 뒤따랐을 때 효과적인 치료에 이른다고 설명하고 있다.

한의학에서는 건강에 대한 정의가 기존 의학과는 조금 다르다.

"외부적으로는 사회와 자연환경에 잘 적응하며, 내부적으로는 인체마다 각기 다른 차이를 잘 조절하고, 정을 잘 쌓고(積精), 기를 잘 기르고(養氣), 기를 잘 운행하고(運氣), 그리고 정신을 온전히(全神) 하는 상태로서 인간과 관련된 모든 사물들이 서로 조화와 균형을 이룬 상태"로 건강을 정의하고 있다.

한의학 고전 《황제내경》에서는 "음양의 법칙을 따르면 살고, 음양의 법칙을 어기면 죽으며, 순응하면 치료가 되고, 역으로 가면 악화되는데, 사계절의 기운을 잘 따라야 건강을 지킬 수 있다고 하면서 현명한 의사는 이미 병든 상태를 치료하지 않고 병이 들기 이전인 미병을 치료한다"라고 하였다.

이전에 성인병으로 많이 회자되던 대사증후군은 미병을 설명할 수 있는 대표적인 증후군이다. 대사증후군은 만성적인 대사 장애로 인하여 내당능 장애, 고혈압, 고지혈증, 비만, 심혈관계 죽상동맥 경화증 등의 여러 가지 증상이 한꺼번에 나타나는 것인데, 모두 정상의 범위를 약간 넘고 있어 신체적으로 불편함을 느끼지는 않지만, 방치하면 여러 질환으로 이행될 가능성이 매우 높다. 한의학에서도 대사증후군은 체내에 비정상적 물질이 축적되어 질병이 발생하는 것으로 보는데, 담과 어혈, 수체로 설명하고 있으며, 이렇게 축적된 물질을 자연스럽게 배출하는 것을 치료의 원칙으로 삼고 있다. 그런데 대사증후군을 다루는 예방법과 생활가이드는 대사증후군만이 아닌 건강 회복, 건강 증진을 위하여 좋은 예가 된다. 미병에 대한 가이드라인이라고도 할 수 있다.

Tip 1 대사증후군관리권장안(2007. 한국통합의학회)

대사증후군의 관리는 심장혈관질환, 2형 당뇨병 예방에 의의가 있을 뿐만 아니라 명백한 질병으로 발전하지는 않았으나 최적의 건강상태는 아닌 상황, 즉 불건강을 확인해 치료함으로써 건강 증진을 도모한다는 통합의학적 관점에서 더욱 중요한 의의가 있다.

- 신체활동 증가, 식생활 조절, 체중조절 등 생활습관 변화가 1차적인 관리방법이 된다.
- 더불어 정신 건강에 영향을 끼치는 측면으로 심신의학, 스트레스 관리, 비약물요법과 기타 보조적 요법이 활용될 수 있다.

1) 식생활

① 총 열량은 정상체중을 유지할 수 있을 정도의 열량으로 유지한다.
② 균형된 식사, 적당한 양의 섭취, 고른 섭취를 권장한다.
③ 탄수화물은 단순당 섭취를 낮추고 혈당지수가 낮은 식품을 권장한다.
④ 섬유소는 섭취를 적극 권장한다.
⑤ 지방은 포화 지방산 섭취량을 줄이고, 불포화 지방산 섭취량을 늘린다.
⑥ 식염의 섭취량을 줄인다.
⑦ 항산화 비타민 섭취를 권장한다.

2) 운 동

① 기대효과에는 체중감소, 체중유지, 복부지방 감소, 지질대사 개선, 인슐린 감수성 향상, 혈압 개선, 심폐기능 향상, 삶의 질 개선 등이 있다.
② 대사증후군에서는 일반적으로 적절한 체중감소가 필요하며 일상생활 속에서 신체활동량을 증가시키고 지속적으로 유지하는 것이 체중 재증가 방지에 가장 효과적이다.
③ 초기 단계에는 느린 속도의 걷기나 수영이 좋다. 예를 들

면 걷기는 안전성과 접근성에서 바람직한 운동인데, 주당 3일 동안 30분씩 걷기로 시작할 수 있다.

④ 점차 시간과 강도를 높여 주당 5일, 45분까지 증가시킬 수 있고 장기적으로는 매일 30분 이상 중등도 강도의 걷기를 유지하는 것이 바람직하다.

⑤ 운동 프로그램 시작 전에 신체평가를 받을 수 있으면 더욱 바람직하다. 여기에는 일상생활중의 신체활동량 측정, 유산소운동 능력, 당뇨, 심장혈관질환 관련 평가 등이 도움이 된다.

3) 심신의학

① 스트레스의 신체영향 조절과 스트레스 대처능력 향상은 전반적으로 건강향상에 도움이 될 수 있다.

② 신체적 경험과 정서적 경험과의 상호관계를 알아차리고 해결되지 못한 미숙한 감정을 표현하며 긴장을 해소시킨다.

③ 신체각성법, 바이오피드백, 심상법, 최면법, 명상법, 이완법 등의 심리적 훈련을 사용할 수 있다.

4) 한의학적 비약물요법

조절을 통해 인체의 음양균형을 회복하는 방법으로 건강증진에 도움이 될 수 있다.

① 전신 기 조절법: 호흡법, 기공(태극권)

② 경락 기 조절법: 침구, 지압(추나), 근육·근막치료법

③ 자세균형 조절법: 척추자세, 턱관절, 족부 균형치료

5) 약물치료

① 대사증후군에 연관된 질병 각각을 치료하는 약물치료를 진행한다.

② 한약물은 화열(火熱) 혹은 진액·혈(血) 부족에 대한 처방을 중심으로 치료를 진행한다.

조금 깊이 읽기 새로운 질병 개념 - 미병(未病)

기존 서양의학이 건강과 질병이라는 이원론적 접근이었다면, 서양의학, 한의학, 보완대체의학이 아우러진 통합의학적 관점에서는 건강, 반건강, 질병이라는 삼원론적 접근을 하고 있다. 최근에는 여기에 웰빙을 더한 사원론적 접근이 시도되고 있다. 이때 반건강이란 의학적으로는 질병으로 분류가 되지 않지만, 언제든지 질병으로 옮겨갈 수 있는 상태로 미병(未病), 아건강(亞健康 SubHealth)이라고도 하는데, 예방의학, 기능의학(Functional Medicine), 생활의학(Lifestyle Medicine)에서 주목하는 연구 대상이다.

한의학에서는 《황제내경》에서 "현명한 의사는 이미 병든 상태를 치료하지 않고 미병을 치료한다(賢人不治已病治未病)"라고 설명을 하면서 미병을 다루고 있다.

한의학에서는 증(證)을 통하여 질병에 접근하는데, 증이란 질병의 진행 과정에서 나타나는 증상들의 규합으로 인체의 증상들을 분석, 귀납, 종합하는 것이다. 한의학은 질병의 특정한 시기에 인체에 작용하는 질병인자, 체내의 질병 위치, 기능과 대사, 인체의 반응으로 나타나는 맥 등 질병으로 이행하기 이전에 나타나는 증을 관찰, 종합함으로써 증상을 통하여 미병상태를 찾아낼 수 있다.

미병에는 여러 아형이 있다. 이러한 아형 가운데 어떤 유형에 속하는 것인지를 이해하는 것이 자신의 몸 상태와 질병에 대한 취약성을 이해하는 데 도움이 된다.

- 심리성: 공허한 마음, 두려움, 화를 냄, 주의력 감소
- 피로성: 피로, 머리가 무거움, 눈이 깔깔함
- 수면성: 잠이 잘 안 듦, 잘 깸, 꿈이 많음, 식후 졸림
- 동통성: 일에 방해될 정도의 통증, 두통, 요통
- 위장성: 배변곤란, 식욕부진, 식사량의 감소
- 체질성: 땀이 잘남, 몸이 시림, 평소 몸이 뜨거움
- 기타증상: 숨참, 답답함, 목구멍의 이물감, 입이 씀

미병을 해결하기 위해서는 3단계의 목표를 설정하는데, 건강촉진, 조기진단과 치료, 그리고 악화 방지 및 후유증 관리가 그것으로, 1·2·3급 예방으로 분류한다. 1급 예방은 인체가 병리적 상황은 아니지만, 질병의 감수성과 잠재적 상황을 적극적으로 막는 단계로 근본을 튼튼히 하여 건강을 촉진하고 예방을 더욱 공고히 하는 단계이다. 2급 예방은 특별한 증상이 없는 사람 가운데 질병이 걸릴 사람을 조기에 발견하고, 한의학에서 다루는 증을 이용하여 이상 상태를 알아내고, 자연계와 인간의 관계에서 발생하는 질병을 탐색하는 단계이다. 그리고 3급 예방은 이미 발생한 질병에 대하여 병의 발전과 변화를 막고 후유증을 방지하며, 질병 회복 후 활동 능력의 극대화를 목표로 하는 단계이다.

2006년 1월에는 제1회 세계중의약학회연합회 아건강전문위원회가 개최되어 아건강 관련 질환으로 만성피로증후군, 심신의학, 제2당뇨, 뇌피로, 부인질환, 생활 습관을 선정하였으며 이에 대한 치료 가이드라인의 발표가 있었다. 바야흐로 건강의 기준이 바뀌고 있는 중이다.

김종우(2007). 미병과 대사증후군. 한국통합의학학회지. 2(1): 23-8;
中華中醫藥會亞健康分會(2006). 亞健康中醫臨床硏究指導原則

02

문제는 스트레스

서울 동대문구 회기동의 경희의료원에서 강동구 상일동에 있는 경희대학교의 새 병원으로 옮겨 새로운 클리닉을 만들면서 「스트레스 클리닉」을 열었다. 그리고 일상에서 매일 반복되는 스트레스를 받는 사람들이 워낙 많기 때문에 이 클리닉을 만들면 대박을 낼 수 있다는 생각을 한 적이 있다.

그런데 예상은 약간 빗나갔다. 매일 반복되는 스트레스가 비록 괴롭기는 하지만, 결국은 자기 스스로 풀어나가야 한다는 생각이 있고, 아직 병으로 진단을 받지 않으면 병원에서는 치료를 할 필요가 없으며, 정작 스트레스로 인하여 병이 걸리더라도 해당하는 증상이나 질병의 치료를 그쪽

전문가로부터 도움을 받으면 된다고 생각을 하기 때문인 것 같다.

- 매일 반복되는 직장 생활로 괴로운 나날을 보내던 중 승진 누락 소식을 듣고 나서 혈압이 오르기 시작했다. 그리고 3달이 지난 시점, 스트레스는 지속되고, 결국 혈압도 안정이 되지 않아 혈압치료를 받으러 병원에 오게 되었다.

  ➡ 이런 경우의 환자라면 병원에서 어떤 진료를 받아야 할까?

환자는 우선 고혈압 치료를 위해 심혈관센터를 방문하여 혈압약을 처방받을 것이다. 혈압약 복약 이후에 혈압이 안정되었고, 의사 선생님께서 스트레스 받는 것을 줄였으면 좋겠다는 의견을 들었을 것이다. 그렇지만 이 환자는 신경정신과나 스트레스 클리닉을 찾을 생각이 전혀 없다. 이 환자의 생각으로는…

① 병원에서 도와줄 수 있는 혈압 관리를 받고 있다.

② 지금 스트레스 받는 환경은 어차피 나 스스로 감내해야 할 문제이다.

③ 신경정신과나 스트레스 클리닉에서의 상담은 나에게 별다른 효과가 없다.

그렇지만 스트레스라는 것이 계속해서 혈압을 올리고,

이 상태가 계속되면 고혈압이라는 질병으로 변한다는 것을 안다면, 그리고 스트레스가 질병으로 이어지는 과정을 꼼꼼히 살펴보면 스트레스를 별도로 다뤄야 할 필요성을 느낄 것이다.

Box 3 | 스트레스에서 질병으로

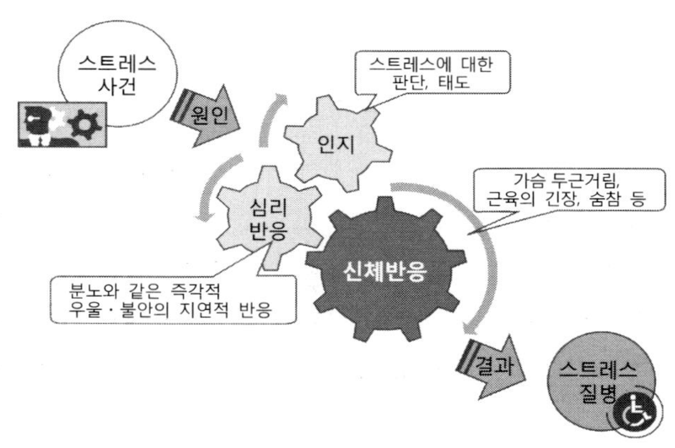

- 한 가지 스트레스 사건이 질병으로 이행되는 과정이다. 스트레스를 어떻게 받아들일지의 인지적 판단이 있고, 이어 정신적 · 신체적 증상이 나타난다. 스트레스가 해결되지 못하고 지속적으로 진행되면 질병으로 발전한다.
- 대부분의 환자들은 질병에 걸릴 때까지는 병원을 찾지 않는다. 그리고 질병에 걸리면 질병 치료에만 매달리고 정작 병의 원인이 되었던 스트레스 관리는 다음으로 미룬다. 그래서 일시적으로 호전이 되더라도 다시 다른 증상으로 재발하는 경우가 많다. 이른바 스트레스와 질병의 악순환이다.

Tip 2 스트레스 - 질병 과정에서 브레이크 잡기

스트레스에서 질병으로 넘어가는 중간에는 넘어야 할 산 세 개가 있다. 이 세 개의 산 중에서 우리가 한번이라도 브레이크를 잡아 다음 단계로 넘어가지 않으면, 스트레스가 질병으로 이행되지는 않는다.

1) 어떻게 스트레스를 이해할까?

스트레스를 과대 혹은 과소평가하지 않도록 하면서 감당할 수 있는 스트레스인지 아닌지를 우선 판단한다. 만일 감당할 수 있는 스트레스라면 지금의 스트레스는 도리어 기회가 된다고 생각을 하고, 감당할 수 없는 스트레스라면 잠시 피한다.

2) 정신적인 괴로움으로부터 벗어나기

마음을 편안하게 하는 연습을 한다. 단기적으로는 주의를 다른 곳으로 분산시키고, 장기적으로는 꾸준하게 명상을 하여 스트레스에 대한 저항력을 키운다.

3) 신체적인 증상을 없애기

적극적인 치료가 필요하다. 증상을 없애는 것만으로도 정신적인 괴로움으로부터 잠시 벗어날 수 있으며, 스트레스를 긍정적으로 해석할 수 있는 힘이 커진다.

그렇지만 이 전략은 잠시 브레이크를 잡는 것에 불과하다. 근본적인 문제 해결이 없다면 질병으로 다시 이행된다.

스트레스에 대해 인간의 감정이 변화하는 모습을 보자. 스트레스를 받을 때 기본적으로 우리가 선택해야 할 행동은 싸우느냐 도망가느냐이다. 물론 그 사이에 갈등이 있다.

불안은 기본적으로는 싸우는 것과 관련이 있다. 문제를 해결하고자 하는 의지가 숨어 있다. 불안은 기본적으로 갈망을 같이 가지게 된다. 그런데 그것이 실현되지 못하는 것 때문에 불안에 빠지게 된다.

우울은 기본적으로 도피와 관련이 있다. 스트레스를 받으면서 도피를 하다보면 이제는 더 이상 도망갈 곳이 없다. 그렇게 되면 그 자리에 머물러 움직이려고 하지 않고 주저앉는다. 이렇게 한번 주저 앉으면 다른 행동 같은 것은 할 엄두조차 내지 못하고 무기력하게 피해 있게 된다.

이렇게 싸움, 혹은 도피 가운데 남아 있는 것은 어떻게 문제를 해결할까? 도망가야 하는가 싸워야 하는가의 갈등이 있게 된다. 이 갈등 해결을 위한 에너지가 바로 화가 된다. 화는 갈등에 머물러 있는 것이 아니라 문제를 해결하려는 시도로 나타난다. 정서적으로는 분노로 표현되고, 신체적으로는 열과 치밀어 오름 등으로 바뀐다.

스트레스와 밀접한 관련이 있는 화병환자가 우울증으로 발전하는 과정을 보면, 우울, 불안, 분노의 관계를 명확하게 알 수 있다.

처음에 억울하고 분한 일을 당해서 화를 내었다. 그렇지만 상대와 말다툼이 이어졌고, 문제가 쉽게 해결되지 않으면서 갈등이 심해졌다. 이때까지는 화가 비교적 많은 시기이다. 갈등을 해결하고자 노력을 하지만, 뜻대로 되지 않으면 불안이 몰려온다. 갈등이 해결되지 않으면서 체념, 묵인, 방치의 시간을 보내게 되며 이때는 특별한 증상이 없을 뿐 아니라 도리어 자신의 일에 몰두하는 경우까지 있다. 그렇지만 이 경우라도 휴화산처럼 속에서는 마그마가 계속 끓고 있다. 이후에 2차적 폭발이 나타나기도 하고, 좌절을 하면서 우울로 빠지게 된다. 이때 좌절이 동반되면 우울증을 같이 앓게 된다. 완전한 우울증에 빠진 경우, 저항하고자 하는 에너지조차 없게 되고, 그야말로 무기력, 무관심에 빠진다. 그렇지만 이 경우라고 하여도 문제를 해결하고자 한다면 화가 아직 있는 것이다. 그렇기 때문에 우울증을 함께 갖고 있는 환자라고 하여도 화가 있는 사람은 자신의 증상을 호소하고, 이 문제의 해결을 위해 노력하게 된다.

스트레스는 사람들에게 공통적인 증상을 일으킨다.

사람들이 스트레스를 받으면 스트레스를 극복하기 위한 경계 상태로 돌입한다. 이렇게 경계상태에 돌입을 하면 인체의 평형을 주 임무로 하는 자율신경계에 변화가 나타난다. 우선 반응하는 교감신경의 흥분이 그것이다. 교감신경은 인체 곳곳에 뻗쳐 있다. 그렇게 뻗쳐 있는 곳곳에서 인체를 지키고자 하는 반응이 나타나는데 이것을 거꾸로 이야기하면 증상이 된다. 이런 반응은 모든 사람들이 공통적으로 가지고 있다. 심장이 두근거리고, 가슴이 답답해진다.

호흡은 급해지고, 근육은 긴장이 된다. 혈액이 전신으로 순환하지 않아 손발은 차진다. 어지럽고, 피부는 까칠해지고, 혈압이 올라 뒷머리가 뻐근하고, 얼굴로 열이 치솟는다. 소화력도 줄어들어 밥맛이 없어지고, 소변이 자주 마렵게 된다. 큰 파도가 한번 치고 있는 것이다.

이렇게 한번 스트레스로 인한 긴장 상태가 지나가면 이후에는 부교감신경의 회복 작용 역시 나타난다. 부교감신경의 회복기에는 이전의 증상이 가라앉으면서 손발이 따뜻해지고, 심장이 안정되게 뛰며, 호흡이 안정되면서 안도감·평안감이 생기지만, 피로감이 밀려와 결국 '쉼'을 선택하게 된다.

한 번의 큰 스트레스에 대하여는 비교적 일관된 스트레스 반응을 보이지만, 반복되는 스트레스에 대하여는 사람마다 각기 다른 반응을 보이게 된다.

가장 문제가 되는 것은 신체적인 취약성이다. 암에 걸려도 사람에 따라 각기 다른 곳에서 발생을 하고, 병원에 가도 각기 다른 과를 가는 것은 그 사람이 가지고 있는 취약성과 연관이 있다. 스트레스로 인하여 발생한다는 스트레스 관련 병도 사람에 따라 다르게 반응하는 것을 볼 수 있다.

심리적인 반응도 각기 다르다. 여러 가지 정신적 반응에 따라 각기 다른 정신장애를 유발하기도 한다. 심리적 반응에서 관심 가져야 할 내용 가운데 한 가지는 외상후성 스

| Box 4 | 스트레스에 반응하는 교감신경과 부교감신경

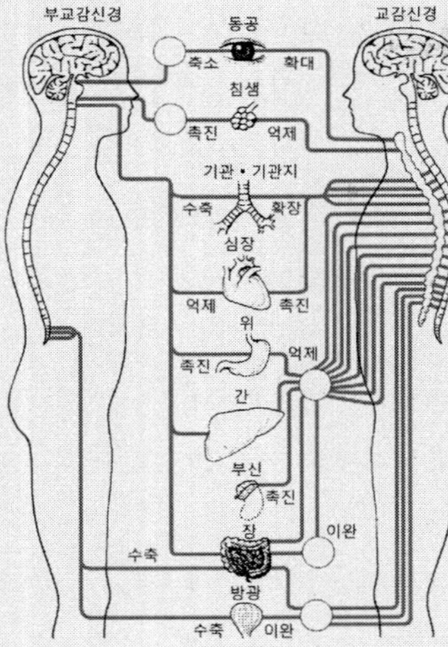

스트레스를 받을 때, 즉각적으로 반응하는 교감신경의 분포이다. 전신 곳곳에 동시에 영향이 미침을 알 수 있다. 또한 이에 대항하는 부교감신경 역시 전신에 분포하는데 안정을 취하기 위한 노력을 시작한다.

- 교감신경의 분포를 보면서, 자신이 스트레스를 받았을 때 어디에 반응이 나타나는지를 살펴본다. 자신의 취약성을 알 수 있는 방법이다.
- 심장의 두근거림이 심한 사람 / 소화가 잘 안 되는 사람 / 변비가 심한 사람 등 다양한 양상으로 나타날 것이다.

트레스 장애(Post Traumatic Stress Disorder: PTSD)이다. PTSD는 정신적인 충격 이후에 그 사건이 머릿속에서 반복되어 재현됨으로써 충격에서 벗어나지 못하는 장애이다. 그렇지만 외상후성 스트레스 장애와는 정반대로 외상후성 성장(Post Traumatic Growth: PTG)이라는 것이 있다. PTG는 스트레스를 받은 이후 이것을 잘 극복하여 새로운 자신의 모습을 발견함으로써 이전보다 더욱 건강하게 변화하는 것을 말한다.

스트레스는 여러 증상을 동시에 유발하기 때문에 인체의 균형을 깨뜨리는데, 특히 자신의 취약한 부위를 집중 공략하게 된다.

취약성의 문제는 한의학에서 체질과도 연관이 된다.

태음인의 경우, 스트레스에 대한 역치가 비교적 높다. 그렇기 때문에 웬만한 스트레스에 대하여는 반응을 잘 하지 않는다. 그렇지만 정작 증상이 나타나면 증상에 대한 걱정과 불안은 대단하다. 몸으로 느끼기 시작하면 증상이 없어지기까지 걱정을 많이 한다. 태음인은 대사 기능이 떨어지기 쉽기 때문에 몸에 축적되는 질병으로 이행된다. 오랜 기간 동안 증상이 있는 것을 깨닫지 못하여 증상이 나타날 때까지는 무시하다가 증상이 나타나면 이미 질병으로 고정되어 버린 후이다. 앞서 설명한 대사증후군에 가장 취약하다.

소양인은 스트레스에 정서적으로 대응한다. 그렇기 때문에 쉽게 화를 내고, 반대로 쉽게 풀기도 한다. 그렇지만 스트레스를 풀 수 없는 환경에 오래 있거나, 자신의 감정을 잘 풀지 못한 상태로 오랜 시간을 보내면 심각한 우울증에 빠질 수 있다.

소음인은 스트레스에 대한 역치도 낮으며, 또 스트레스를 받으면, 그 원인에 대한 집착이 강하여 증상의 개선과는 달리 본인이 충분히 이해를 해야 실마리를 찾을 수 있다. 또한 미리 불안한 태도를 취하므로 새로운 일을 하는 데 겁을 많이 먹고 생각이 많으며, 이를 해결하기 위해 머리를 써야 하는 경우가 많아서 에너지 낭비가 많아 쉽게 피곤하고, 소화장애를 많이 유발한다.

취약성의 문제는 성격과도 연관이 있다. 스트레스를 잘 받는 성격 두 가지 유형과 잘 받지 않는 한 가지 유형이 있다.

① 타입 A 성격

이 유형의 사람들은 과도한 경쟁심, 강한 성취욕, 조급성, 적개심 등을 자주 보이고 행동에 있어서도 항상 무엇인가를 하고 있다. 이 유형은 교감신경의 과도한 흥분으로 긴장을 하고 있으며 관상동맥 질환이라는 심장병으로 발전하기 쉬운 유형으로 일중독자에서 많이 발견된다.

② 타입 B 성격

일처리를 서두르지 않고 즐거움을 찾는 여유를 즐기는

유형으로 승부에 별다른 집착을 보이지 않는다. 타입 A와는 반대로 스트레스를 잘 받지 않는 유형이다.

③ 타입 C 성격

이 유형의 사람들은 마음의 갈등이나 고통스러운 감정을 드러내지 않고 억압하고 부정한다. 스트레스를 밖으로 표현하지 못하고 온순하여 억압적인 성격으로 회사에서도 상사나 심지어 부하에게조차 잘못된 지시나 행동을 그저 묵묵히 참기만 한다. 이런 유형은 화병이나 우울증에 노출되기 쉽지만, 실제 암이 발생하는 환자에게서 많이 관찰되어 암(Cancer) 유형이라고도 한다. 겉으로는 강하고 행복한 척을 하여 타입 B 성격과 비슷하게 보일 수도 있지만, 기본적으로 부정적인 감정인 화와 분노를 억제, 억압하는 특징이 있다.

Tip 3 스트레스 이후 몸과 마음 관찰하기

스트레스를 받았을 때 자신의 몸과 마음에 어떤 변화가 있는지 조심스럽게 관찰해 본다.

병원을 방문하는 환자들 중에는 어떤 스트레스에도 특별하게 불편함이 없다고 이야기를 하는 경우가 있다. 분명 저 정도의 스트레스라면 머리가 아프고, 가슴이 답답하고, 혈압이 오르고, 뒷목이 뻣뻣할 것 같은데, 자신은 아무렇지도 않다고 설명한다. 심한 경우 걱정이 되어 함께 온 가족들이 도리어 무안해지고, 상담하는 의사 입장에서도 어떻게 접근을 해야 할지 당황하게 만든다.

그렇지만 이렇게 아무런 증상이 없다고 해서 질병이 없는 것은 아니다. 도리어 증상과 불편함을 무의식적으로 무시하면서 나타나는 현상일 수 있다. 이런 경우에는 증상이 없다고 하여 좋아할 것이 아니다. 자신의 몸에 대하여 무관심한 것이고, 결국은 돌이킬 수 없는 증상이 나타나야 비로소 알게 되는 경우가 많다.

스트레스를 받는다고 생각하면, 특히 최근 들어 이전과는 다른 심한 스트레스를 받고 있다면, 자신의 몸과 마음에서 호소하는 증상에 귀를 기울여 본다. 이렇게 나타나는 증상은 자신이 가지고 있는 취약성을 깨달을 수 있으며, 건강에 노란불이 켜졌을 때, 미리 알아낼 수 있는 것이다. 빨간불이 켜지기 전에 노란불이 켜짐을 명심하자.

조금 깊이 읽기 스트레스에 따른 변화 - 한의학 고전 《상한론》과의 만남

한의학의 고전에 《상한론(傷寒論)》이란 책이 있다. 이 책의 제목을 한자의 의미로 그대로 해석을 하면 '찬 기운에 손상을 받아서 변화하는 인간의 모습을 논한 책'이다.

찬 기운이 인체에 침범하면 사람들은 매우 다양한 증상을 호소하는데, 그 변화는 찬 기운이 인체에 들어오는데 대한 인체의 저항에 따라 달라진다. 《상한론》은 이를 체계적으로 정리했다.

《상한론》에 의하면 인체의 질병 변화는 여섯 단계의 순서로 변화한다고 하였다.

① 찬 기운이 인체에 들어와서 처음 반응하는 것
태양병: 추위를 느낌, 뒷목이 뻣뻣함
② 찬 기운을 강력하게 밀어내려는 인체의 반응
양명병: 열이 오르고, 얼굴이 붉어짐, 목이 마름, 대변이 굳음
③ 찬 기운이 몸에 들어와서 밖으로 나가지도 못하고 안으로도 완전히 들어오지 않은 상태로 머물러 있는 것
소양병: 어지럽고, 추웠다 더웠다 함, 가슴이 답답함
④ 찬 기운이 완전히 인체로 들어와서 소화력을 잃어가는 것
태음병: 배가 팽만하고, 소화가 안 됨, 복통
⑤ 전체적으로 인체가 기운을 완전히 잃은 상태
소음병: 양기를 잃고, 위장이 차서 구토와 설사를 함
⑥ 인체의 남은 에너지로 저항을 하는 상태
궐음병: 가슴 부위는 뜨겁고, 속은 참, 목마름이 심함

그런데 이 반응이 흥미로운 점은 스트레스를 받을 때 나타나는 인체의 반응과 매우 유사하다는 것이다. 즉 찬 기운이 인체를 변화시키는 매우 중요한 외부적 스트레스 요인이라는 것이다. 이런 외부적인 스트레스에 대하여 인체는 비슷한 반응을 보이는데, 이는 결국 정신적인 스트레스에 대한 반응과도 유사하다.

스트레스로 인하여 변화하는 인간의 모습을 위의 《상한론》에서 나타나는 현상을 비교해 보면 매우 흥미롭다.

① 스트레스에 대하여 인체가 처음 반응하는 것
오싹하면서, 땀이 찔끔 나며, 머리가 아프고 목이 뻣뻣하다.
② 스트레스를 강력하게 밀어내려는 인체의 반응

화를 내고, 열이 치받으며 심하면 변비가 생긴다.

③ 스트레스를 밖으로 내보내지도 못하고 안으로도 완전히 소화해내지도 못하면서 머물러 있는 것
어떻게 해야 할지 갈등을 하며, 답답하고 어지럽다.

④ 스트레스가 완전히 인체로 들어온 상태
소화가 잘 되지 않으며, 설사, 복통이 있다.

⑤ 스트레스로 인하여 인체가 기운을 완전히 잃은 상태
몸의 기력을 잃은 상태로 몸이 차다.

⑥ 스트레스에 남은 마지막 에너지로 저항을 하는 상태
상부로 열이 나지만 속은 냉하다.

한의학에서 스트레스에 관련한 치료 역시 이 《상한론》의 인체 변화에 힌트를 얻어 진행을 한다. 특히 소양병, 즉 정신적인 갈등 상황은 스트레스에 가장 두드러지게 나타나는 증후이다.

상한론. 서기 200년 후한의 장중경에 의해 쓰여진 책

03

균형과 조화를 이루고

한의학에서의 치료를 한마디로 하면 조화와 균형을 찾는 것이다.

한의학의 핵심 이론인 '음양'과 '오행'의 자연 법칙을 이해하고 이에 맞춰서 실천하는 것이다. 한의학 정신 건강의 1조에 해당하는 자연의 법칙에 순응하는 것이 여기에 해당한다.

'음양'의 법칙은 일상에서 매번 관찰할 수 있기 때문에 쉽게 이해할 수 있다. 자연 현상에서 벌어지는 낮과 밤의 의미로만 설명한다면 이해하기가 편하다. 낮은 양의 기운을 가지고 있기 때문에 낮 동안 무엇을 해야할지, 밤은 음의 기운을 가지고 있기 때문에 밤 동안에는 무엇을 해야 할지를 알아가는 것부터 시작된다.

우리 신체에서도 음양이라는 요소를 발견할 수 있다. 우리 몸의 체온은 어떻게 유지되는 것일까? 우리 몸의 심장 리듬 역시 일정 수준을 유지하고 있다.

일정 수준을 유지하기 위해서는 생체는 끊임없는 균형 노력을 하게 된다. 이른바 항상성(Homeostasis) 작용이다. 혈압이 올라간다고 하여도 한없이 올라가게 놔두지 않는다. 맥박이 빨라진다고 하여도 한없이 빨라지지는 않는다. 언제든 원상태로 돌아서 평형을 유지하기 위한 인체 내 반응은 계속 일어나고 있다.

우리에게서 균형을 유지하는 목표가 되는 것은 혈압과 맥박같이 신체적 지표도 있지만, 성격과 같은 심리적인 요

Box 5 | 음양으로 나누어지는 자연 - 인체 - 기운

	자 연				인 체			기 운		
음	밤	추·동	식물	물	몸	신장	부교감	하강	참	침착
양	낮	춘·하	동물	불	마음	심장	교감	상승	더움	활발

- 우리의 몸과 마음, 행동, 그리고 인간관계와 환경은 모두 음양이라는 상대성 법칙이 있다. 어느 하나만으로 우리의 삶을 채울 수 없기 때문에 서로를 조화시키려는 노력을 해야 한다. 자신의 강점을 키우고, 약점을 보완하는 것이 조화를 위한 첫 번째 노력이다. 어느 쪽이 좋고, 나쁜 것이 없다. 어느 한쪽을 선택하는 것이 아니라 서로를 조화시켜야 한다.

소도 있다. 그런데 이 둘은 서로 이어져 있어서 혈압이 쉽게 오르는 사람은 성격적으로 급한 특성을 함께 가지고 있다. 그런 기준으로 사람은 음양적 특성에 따라 분류하여 설명된다.

① 양적인 사람

열이 많은 사람이 있다. 현상적으로는 쉽게 관찰할 수 있는 포인트다. 열이 많으면 자연스럽게 대사 기능이 활발하다. 외부 활동을 좋아하고 운동 같은 것을 즐긴다. 그렇지만 그런 에너지의 낭비 때문에 쉽게 지칠 수도 있다. 성격적으로는 활발하다고 할 수 있지만, 감정의 변화가 심하고 짜증을 많이 낼 수도 있다. 다른 사람들과 쉽게 어울리고, 남들 앞에 나서기를 좋아한다. 음식은 찬 음식을 좋아하고….

② 음적인 사람

찬 기운이 많은 사람이 있다. 몸이 찰 수가 있고, 대사 기능이 활발하지 않기 때문에 몸이 부울 수가 있다. 안에서 지내는 것을 좋아하고, 운동보다는 독서나 음악 감상을 좋아한다. 성격적으로 내성적이어서 감정의 흔들림이 많지 않지만, 우울한 경향을 띠기 쉽다. 여러 사람과 어울리기보다는 몇몇 친구들과 어울리는 것을 좋아한다. 음식은 따뜻한 음식을 좋아하고….

이렇게 음양의 특성에 따라 사람을 분류하기는 하지만, 한쪽으로 완전히 편향되는 경우는 그렇게 많지 않다. 성격이 내성적이면서 정작 활동을 할 때는 아주 강렬한 활동을 하기도 하고, 겉에서 보면 활기가 넘치지만 속으로는 꼼꼼한 경우도 얼마든지 있다. 이렇듯 여러 속성들이 음양의 차이에 따라 복잡하게 연결되어 있어서 사람들을 정의하기가 쉽지 않다. 그렇지만 몇 가지의 핵심적인 차이를 보고, 이들이 균형을 취하고자 하는 모습을 보면 사람들에게 있어 조화가 얼마나 중요한가를 알 수 있다.

우리 몸에서 이뤄지고 있는 균형의 힘을 보자.

1) 열의 균형

우리 몸은 항상 일정한 체온을 유지하고는 있지만, 그렇다고 하여 몸 전체가 똑같은 온도인 것은 아니다. 전신에 열이 골고루 분포가 되어 있다면 좋은 상태지만 균형이 깨져서 열이 한 곳에 몰리는 경우는 건강 이상 상태라고 할 수 있다.

건강한 사람은 몸의 위가 시원하고 아래가 따뜻한, 이른바 머리는 서늘하고 다리는 따뜻한(두한족열, 頭寒足熱) 상태이고, 몸이 약해지면 위로 열이 뜨고, 아래는 찬(상열하한, 上熱下寒) 상태로 바뀌게 된다. 건강한 사람은 아래가 따뜻하기 때문에 물리적인 현상으로 열이 위로 올라가고,

위가 서늘하기 때문에 열이 내려와 전반적인 열의 균형 상태를 이루게 된다.

그런데 물리적인 현상은 건강한 상태인 두한족열의 상태를 지속하기 힘들게 한다. 열은 계속 위로 오르려는 성질이 있고 찬 기운은 아래로 내려오려는 성질이 있기 때문이다. 그래서 이를 조절하는 장치가 없다면 물리적인 현상에 따라 열은 계속 위로 올라가고, 아래는 차지게 된다. 이때 균형을 이루기 위한 역할을 횡격막이 담당하는데, 다행스럽게도 횡격막이 일종의 방열판 역할을 해주어 열이 더 이상 오르기 않고 아래에 머물러 있게 되는 것이다. 그런데 화병 환자와 같이 경우 열이 이미 횡격막을 뚫고 위로 올라가버

Box 6 | 균형이 잡힌 사람 vs 균형이 깨진 사람

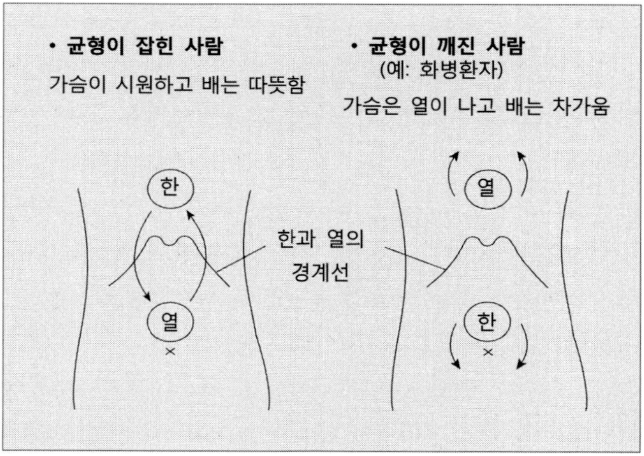

린 경우에는 항시 얼굴에 열감이 있고, 계속해서 치밀어 오르는 증상이 있게 된다. 화병 환자뿐 아니라, 각종의 질환들은 열의 균형이 깨져서 나타난다. 감기와 같이 외부의 병사가 침투해서 생기는 질환이나, 호르몬 대사의 문제를 일으키는 갱년기 질환, 그리고 만성질환에 해당되는 고혈압이나 대사질환에도 열의 균형이 깨져서 나타난다.

2) 자율신경의 균형

자율신경이 교감신경과 부교감신경으로 나눠지는 것을 관찰하면 한의학에서 설명하는 음양의 이론이 그야말로 적절하게 설명한다는 생각이 든다. 때로는 그 설명이 너무나도 명확하여 한의학의 과학적 설명의 도구로 자율신경이 활용되기도 한다.

교감신경과 부교감신경은 서로 상대적인 특성이 있는데, 심장과 호흡의 빠르기, 혈압의 상승과 하강, 긴장과 이완 등 인체 내의 생리적 현상에서 서로 반대편에 위치하며 기능을 한다. 이런 반대적인 특성을 이용하여 그 사람의 상태를 파악하기도 한다. 심박변이도 검사는 심장 박동과 호흡의 규율성을 근거로 하여 자율신경을 평가하는데, 한의학에서는 그 균형 정도에 따라 양적인 현상과 음적인 현상으로 분류하기도 한다.

그런데 이렇게 반대적인 성격보다 더욱 중요한 개념은

이 둘이 조화를 이뤄나간다는 것이다. 교감신경의 흥분 후에는 부교감신경의 작용이 따라오고, 부교감신경이 왕성하여 사람이 지나치게 가라앉아 있으면 다시 교감신경이 작용하여 사람을 일으키게 하는 것이다. 반대로 끝나는 것이 아니라, 서로 작용하여 균형을 만들어 가는 기능을 하는 것이다.

3) 뇌의 균형

뇌를 기능적인 측면에서 연구하는 학문이 있다. 이른바 기능신경학인데, 뇌에서 나타나는 현상에 대하여 불균형 상태를 균형 상태로 변화하는 것을 치료의 목표로 설정한 학문이다. 여기서 다루는 균형과 불균형의 문제는 뇌의 좌우, 전후, 그리고 표면과 심부에서 발생하는 것을 다룬다. 선천적인 불균형 상태가 있을 수 있고, 또 나이가 들면서 특정 부위의 우월이나 열등으로 불균형이 초래될 수 있다는 것이다. 뇌파 측정장치를 이용하여 이들 간의 불균형을 측정할 수도 있고, 눈동자의 움직임이나, 움직이는 자세를 통해서도 관찰을 할 수도 있다.

뇌는 좌우반구로 나눠져 있는데, 각각은 나름대로의 특징이 있다. 본래 뇌에서의 좌우는 뇌량이라는 것을 통하여 서로 교류하며 균형을 도모한다. 그렇지만 사람이 성장하면서 좌우 한편으로 치우쳐서 발달하게 되면 문제가 발생한다.

좌뇌는 언어기능이 발달되어 있다. 그래서 말하기, 듣기, 쓰기 등의 언어 이해가 뛰어나다. 이곳은 한 번에 한 개씩의 입력과 출력이 위주가 되며, 논리적·분석적·계산적인 의식 세계가 발달되어 있다. 그렇기 때문에 좌뇌가 발달되면 언어 능력, 문자·숫자·기호의 이해, 논리적이고 분석적인 사고를 할 수 있다.

우뇌는 시공간 기능이 발달되어 있다. 그래서 지도보기, 상상하기, 예술 등에 대한 이해가 뛰어나다. 이곳은 한 번에 여러 개가 동시에 입력과 출력이 되며, 감정적·통합적·직관적인 의식이 발달되어 있다. 그렇기 때문에 우뇌가 발달하면 그림이나 음악감상, 스포츠 활동을 잘 할 수 있으며, 직관적이고 감각적인 대처 능력이 뛰어나다. 현대인이 성공을 하기 위해서는 좌뇌 발달이 중요한 것 같지만, 정작 우뇌 발달을 소홀히 하면 정서적 발달에 문제가 발생하여 성공을 해도 만족하지 못하는 사람이 될 수가 있다.

좌우뇌의 비교가 가장 분명하고 극적이기는 하지만, 뇌의 앞부분과 뒷부분의 불균형, 그리고 뇌의 표층부와 심층부의 불균형 역시 문제가 된다. 뇌의 앞, 뒤는 정보처리에서 문제가 발생되는 것이다. 뇌의 표층, 심층의 문제는 본능적인 태도나 이성적인 행동 패턴 등으로 균형이 깨지면 한편으로 치우치게 된다. 주의력결핍 과잉행동(ADHD)의 경우만 하여도 주의력결핍이라는 현상과 과잉행동은 패턴적으로 다른 양상이다. 우울증과 화병의 경우도 어떤 사람은 우울증으로 빠지고 어떤 사람은 화병으로 이행한다. 이렇게 질병적 차이에 있어서도 뇌의 불균형 문제가 원인으로 추측된다.

역시 중요한 것은 이들의 균형이다. 최근의 학문적 경향도 통합이나 통섭인 것처럼, 문과와 이과의 균형이 뇌에서도 필요한 것이다. 본능과 이성 역시 균형이 필요한데, 이성적인 사람이 좋을 것 같지만, 본능의 에너지가 없다면 매번 좌절감만이 있을 것이다.

Tip 4 몸의 균형을 위한 족욕(足浴)

몸이 차다고 말하는 사람 가운데 유독 발이 시리다는 사람이 많다. 발은 찬 반면에 가슴이나 얼굴에는 열이 난다면, 몸의 균형이 깨어진 하나의 사례라고 할 수 있다. 균형을 찾기 위해 따뜻한 물에 발을 담근다. 처음에는 발이 찌릿찌릿 저린 느낌이 올 것이다. 이것은 심장에서 가장 먼 다리까지 혈액이 원활하게 공급되지 않다가, 순간적으로 혈관이 넓어지면서 생기는 현상이다. 이어 혈관이 점차 넓어지면서 열감은 다리에서 전신으로 점점 퍼져 나가게 된다. 열감이 다리에서 가슴과 얼굴까지 오면, 도리어 얼굴은 시원하게 느껴진다. 음양이 조화를 이뤄가는 것이다. 이후에 전신적으로 약간의 땀이 나면 족욕을 그친다. 이것은 인체가 충분하게 조화를 이룬 상태를 의미한다. 족욕을 반복하다보면 한과 열의 균형을 이룰 수 있다.

'오행'의 법칙은 '음양'처럼 간단하지 않다. 훨씬 역동적이다. 다섯 가지가 서로 조화와 균형을 이루기 위해서는 계속적인 순환을 해야 하기 때문이다.

오행은 자연에서 관찰되는 다섯 가지 특성에 대한 설명이고, 이것이 인체 내에 그대로 적용하여 설명하던 것이 의학적으로 발전하게 되었다. 오행은 음양과 달리 아직 과학적으로 많이 밝혀져 있지 않다. 다만 각각의 특성이 서로 유기적으로 연결되어 있는 것이 일부 밝혀졌을 뿐이다.

우선 오행은 사람의 특성에 대하여 관찰을 하게 된다.

목(木)의 특성이 있는 사람은 추진력이 있는 사람이다. 이 사람은 어떤 일을 계획하고 이를 밀고 갈 힘이 있다. 그렇지만 주위를 둘러볼 냉정함이 부족하다.

화(火)의 특성이 있는 사람은 열정을 가지고 즐길 수 있는 사람이다. 그렇지만 즐길 줄은 알아도 자기 것으로 만드는 능력은 부족하다.

토(土)의 특성이 있는 사람은 아우르는 능력을 가진 사람이다. 주위의 사람들, 여러 가지 문제를 통합적으로 정리하여 자기 것으로 만들 수 있다. 그렇지만 정작 개성이 없을 수 있다.

금(金)의 특성이 있는 사람은 냉철함과 비판적인 특성이 있어서 일을 마무리하는 능력이 뛰어나다. 그렇지만 추진력이나 이를 즐기는 능력은 부족하다.

수(水)의 특성이 있는 사람은 자기 것으로 만드는 데 능력이 뛰어나다. 그래서 결과를 자기 것으로 만든다. 그렇지만 이를 재투자하거나 발전시키는 능력은 부족하다.

이렇게 각기 다른 특성이라고는 하지만, 음양과 같이 어느 하나에만 머물러 있기보다는 변화의 특성이 있다. 특히 오행은 순차적 변화의 특성 때문에, 나이가 들어감에 따라, 계절의 변화에 따라 같은 사람이라고 하여도 변화를 보이게 되는 것이다. 「님과 함께」라는 노래 가사처럼 "저 푸른 초원 위에 그림 같은 집을 짓고, 사랑하는 우리 님과 한 백년 살고 싶어, 봄이면 씨앗 뿌려, 여름이면 꽃이 피네, 가을이면 풍년되어, 겨울이면 행복하네…"와 같이 계속해서 변화하는 것이다. 그래서 오행의 법칙을 이용하는 것은 변화하는 가운데서 자신이 어떤 현재 어떤 위치에 있는가? 자신에게 무엇이 부족한가? 또 어떤 기운을 받아들이면 자신에 도움이 되나? 등이 종합적으로 고려되어야 하는 것이다.

정서조절에 있어서 오행의 법칙은 매우 긴요하게 활용된다. 한의학 정신요법에서 중요하게 활용되는 수단이 바로 오지상승치료법(五志相勝治療法)이다. 다섯 가지의 특징적인 정서를 통제하고 조절할 수 있는 정서를 활용하여 직접적으로 조정을 하는 것이다.

분노가 치미는 사람은 어떻게 할까? 슬픈 마음을 일으키면 된다. 아무리 화가 나더라도 불쌍하고 슬픈 감정이 든다면 수그러진다. 그것은 슬픈 마음의 기운이 타오르는 분노를 조절하기 때문이다. 금의 기운이 목의 기운을 조절한 것이다.

너무 기쁜 나머지 감정이 조절이 되지 않으면 어떻게 할까? 이때 무서운 상황을 만들어 본다. 공포감이 밀려오면 기운이 여기저기 밖으로 퍼져 있다고 하더라도 갑자기 아래로 뭉치는 것을 느끼게 된다. 수의 기운이 화의 기운을 조절하는 것이다.

생각에 몰두하여 아무것도 하지 못할 때는 어떻게 할까? 그 사람에게 분노를 유발하는 것이다. 화가 치민다면

Box 7 오행의 상생 · 상극 순환도

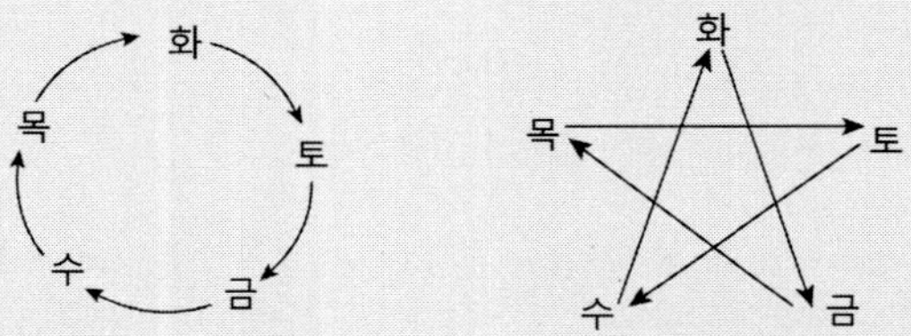

- 오행의 기본 순환은 목-화-토-금-수의 순서로 돌아간다.
- 상생은 기본 순환의 순서를 그대로 따르는 것으로 자연스러운 현상에 해당하여 다음 기운을 길러주는 것이다. 봄-여름-가을-겨울의 순차적 변화가 상생이다.
- 상극의 순서는 서로를 조정하는 작업으로서 어떤 하나의 특성이 강해졌을 때, 이것을 조절하는 다른 힘을 키워 조절하는 것이다. 분노가 치밀어 오를 때 슬픔의 감정으로 조절하는 것은 목의 기운을 금의 기운으로 조절하는 경우이다.

이것저것 생각할 여유가 없다. 자신의 복받친 감정이 더 이상 골몰하게 생각만 하게 하지는 않는다. 목의 기운이 토의 기운을 조절하는 것이다.

슬픔에 빠져 있는 경우는 어떻게 할까? 바로 기쁨을 주어야 한다는 것이다. 슬픔에 빠져서 만사를 내려놓은 경우 스스로 무엇인가 좋아서 할 수 있는 일만 만들어 낸다면 슬픔은 극복할 수 있다. 화의 기운이 금의 기운을 조절하는 것이다.

불안으로 인해 아무것도 하지 못하면서 안절부절하고 있다면 어떻게 할까? 생각할 수 있는 여건을 만들어 주어야 한다. 불안으로 인하여 생각이 산란되어 있을 때 '지금

Tip 5 화가 나면 슬픈 음악을 듣자

분노로 열이 끓어오르는 사람이 있다. 치밀어 오르는 기운을 주체할 수 없다. 이럴 때 오행의 조화를 생각해본다. 분노에 해당하는 것은 목이고 이를 조절할 수 있는 것은 금이다. 금에 해당하는 슬픈 음악으로 분노를 삭일 수 있다.

화가 날 때 슬픈 음악을 들으면 치밀어 오르는 기운을 아래로 눌러 주고 이를 눈물을 통하여 배출해주기 때문에 화를 안정시킬 수 있다. 화병 환자를 대상으로 한 슬픈 음악의 효능을 검토한 연구에서, 환자들은 슬픈 음악을 들으면서 속 깊은 회한을 눈물을 통하여 밖으로 토해낸다. 가슴의 답답함이 시원해지는 것을 느끼면서, 부글거리며 끌어 올랐던 분노도 안정이 된다.

여기로' 생각을 끌어들여서 마음을 가다듬는 것이 필요하다. 토의 기운이 수의 기운을 조절하는 것이다.

그런데 한의학에서 균형과 조화의 주체는 기이다. 기라는 것이 현상에 대한 외부적 발현이기 때문에, 밖으로 드러나서 우리는 이것을 쉽게 알아차릴 수 있다. 화가 났을 때 치밀어 오르는 현상은 그 정도를 측정하기 어렵다. 단지 심장 박동수나 혈압의 상승으로 추정할 뿐이다. 그렇지만 이것이 정상이라고 하여도 사람들은 여전히 분함을 느낀다. 검사상 수치가 나오지 않으면 도리어 화가 더 나기도 한다. 이럴 때 기의 변화를 느낄 수 있다. 분노가 치미는 상태에서 무엇인가 치밀어 오르는 기운을 느낄 수 있지 않은가? 여기서 기를 어떻게 조절하느냐가 문제의 해결책이 될 수 있다. 치밀어 오르는 기운을 스스로 안정시키면, 인체의 일시적인 불균형은 다시 평온상태, 즉 균형상태로 돌아오게 된다. 결국 기는 자신의 문제를 드러내는 현상이기도 하고, 또 이를 통하여 몸상태를 진단하기도 하며 치료적 수단으로도 활용할 수 있다.

균형과 조화를 위해 우리가 해야 할 일은 무엇인가?

① 자신의 약점을 반대의 특성으로 조절한다. 음양으로 균형, 오행으로 조화를 만든다.

➡ 내성적인 성격이라고 하여 한없이 내성적인 성격만 유지할 수는 없다. 만일 성격은 어쩔 수 없다고 한다면 행동이라도 활동성을 높여야 한다.

② 자신의 장점을 알아차리고 이를 적극적으로 활용한다. 자신이 가지고 있는 음양, 오행의 특성을 개발한다.

➡ 자신의 성격이 내성적이고 꼼꼼하다면, 이와 적합한 일을 찾아나가야 한다.

③ 자신이 불균형하다는 것을 알아차리고 조화로 나아간다.

➡ 자신의 특성을 알아차리는 것이 균형과 조화로 나가는 시작이다. 이 알아차림에 명상이 도움이 된다.

음양과 오행의 균형 및 조화문제는 인체 내에서만 국한된 내용이 아니다. 끊임없이 변화하고 있는 자연과의 관계에서도 조화와 균형이 필요하며, 인간과 인간의 사회생활에서도 역시 필요한 것이다.

조금 깊이 읽기 **같으면서도 다른 병 - 화병과 우울증**

화병은 억울함과 분함을 오랜 기간 동안 참는 가운데서 마지막으로 폭발을 해서 생긴 병이다. 그런데 화병의 과정을 보면 화병도 매우 다양한 양태로 바뀌는 것을 알 수 있다.

① 분노기: 직접적으로 분노가 치밀어 오르는 시기이다. 화가 나는 상황을 만난 직후의 반응이다. 급하게는 몇 분만에 끝나지만 아무리 길어도 대부분 일주일 내외에서 정리가 된다.

② 갈등기: 화를 어떻게 풀어야 할지 갈등을 겪게 되면서 나타난다. 용서를 해야 할지, 혹은 싸워야 할지 마음속 갈등이 심하다. 이 시기는 환경에 따라 기간이 달라져서 1년 이상 지속되기도 한다.

③ 체념기: 어쩔 수 없이 화를 참는 과정에서 자신의 분을 삭인 상태로 화를 내지 못하는 무기력에 빠지거나 도리어 자신의 일에 몰두하기도 한다. 10년 이상이 걸리기도 한다.

④ 증상기: 체념기를 몇 년 동안 넘기면서 몸의 여기저기에서 화병의 증상이 나타난다. 가슴이 답답하고, 불끈 치밀어 오른 증상이 아무런 스트레스가 없는 상태에서도 나타난다. 화를 조절하지 못하는 시기가 되면 나타난다.

그런데, 화병의 초기인 분노기·갈등기에서는 화병의 특성이 두드러져서 화병으로 진단을 내리는 것이 쉽다. 그렇지만 점차 시간이 지나 체념기나 증상기에 접어들면 지금 이 병이 화병인지 혹은 우울증인지 애매해진다.

분노를 오랜 기간 동안 쌓았다고는 하지만 이에 대하여 저항할 힘을 잃으면, 지치고, 무기력하고, 상대를 계속 피해다니기도 하고, 때로는 식욕이 없어지고, 심한 경우에는 죽고 싶은 생각이 들기도 한다. 이 상태에서는 분명히 우울증으로 진단이 내려지는데 이렇듯 시간이 지나면서 우울증과 화병은 더욱 구별이 어려워진다.

화병과 우울증은 음과 양으로 극명하게 대비되는 병이다. 화병 환자들은 자신의 증상을 계속 호소하면서 무엇 때문에 내가 병이 들었는지를 말하면서 이에 대한 해결을 위해 노력을 한다. 양의 특성을 가지고 있다.

그렇지만 우울증 환자들은 자신의 증상을 호소하기 보다는 무기력함, 아무 것도 할 수 있는 것이 없다는 절박감을 이야기하며, 스트레스에 대하여는 회피를 하려고 한다. 음의 특성을 가지고 있는 것이다.

그런데 한 명의 환자가 화병과 우울증의 양상을 같이 겪는 경우도 많다. 어떤 때는 자신의 화를 밖으로 쏟아내면서 저항을 하다가도 또 어떤 때는 다 귀찮다는 듯이 아무것도 하지 않는다. 어떤 때는 열이 치받아 올라, 온몸이 후끈거리다가도 또 어떤 때는 몸에 냉기가 흐르면서 손발이 차다고 호소를 한다. 이처럼 전혀 다를 것 같은 병도 변화 양태를 보면 뿌리가 같은 병이다.

질병에 대한 음양적 접근도 이와 같다. 음과 양을 구별해서 치료를 하겠지만, 때로는 음에서 양으로, 양에서 음으로 변화하는 것을 관찰할 수 있다.

민성길(2009). 화병연구. 엠엘커뮤니케이션;
김종우(2007). 화병으로부터의 해방. 여성신문사

04

리듬을 찾으며

어릴 때 꿈을 키우고, 젊은 나이에 정열을 쏟아 일을 하고, 장년기에 과실의 풍요로움을 만끽하고, 노년기에는 이를 정리하여 후세에게 전해주고….

인생을 살아가면서 때에 맞는 삶을 살아가는 모습이다. 필요한 기운이 있을 때 그것을 충실하게 지키는 것이 자신의 리듬에 맞는 삶을 살아가는 것이고, 이것이 건강한 정신을 만든다.

혹시 삶을 살아가면서 끌려간다는 느낌이 드는가? 아마도 자신의 삶을 자신의 리듬으로 살아가는 사람이 그렇게 많지는 않을 것이다. 우선은 아침에 일어나는 것조차 알람시계에 의존하여 깨어나고, 직장에 출근하면서 지각을 걱정하여 뛰고, 2~3일은 족히 걸릴 일을 그날 밤 안에 해치워야 하고, 졸린 눈을 치켜세우면서 저녁 모임에 가기도 한다. 그런데 그렇게 자신의 리듬을 잃고 살아가다보니, 몸은 자꾸 피곤해지고 병들어 간다.

리듬과 관련하여 가장 많이 이야기되는 것은 일주기 리듬이다. 일상에서 깊은 수면은 낮 동안의 활동성을 보장해주는 것과 같이 낮 동안의 활동은 또한 편안한 잠을 유도하게 된다. 서로 상호보완관계에 있는 것이다. 얼마만큼 그 상태에 충실하느냐가 바로 그 반대적인 생활에도 영향을 미치는 것이다.

아침이 되면 사람은 각성을 하고 활동을 하면서 양의 에너지가 점차 커진다. 그리고 오후 시간에 접어들면서 서서히 양의 에너지는 줄어들고 음의 에너지가 늘어나게 된다. 이어서 충분한 이완 상태에서 접어들면 수면을 취하는데 이때 깊은 수면과 활발한 활동은 비례한다. 깊은 수면을 취하기 위해서는 활발한 활동을 해야 하며, 활발한 활동을 하면 수면은 자연스럽게 깊게 된다. 그런데 활발한 활동이 없어서 낮에 양의 에너지가 크지 않으면 자연히 밤에 음의 에너지도 크지 않기 때문에 깊은 잠에 들 수가 없다. 이렇게 미흡한 음과 양의 에너지 반복이 지속되면 결국은 리듬이 깨지게 된다. 깨어 있어도 맑지 않고, 자려고 하여도 푹 자지 못하는 상태가 되는 것이다.

하루 중 어느 위치에 머물러 있는가도 검토한다. 한참

그날의 기분에 빠져 밤을 새고 나면 다음날 일을 망치는 것을 우리는 가끔 경험한다. 물론 낮 동안 실컷 자고 나면 밤 수면을 망치게 된다.

Box 8 깊은 수면을 위해 수면제를 먹을 것인가? 활동을 늘릴 것인가?

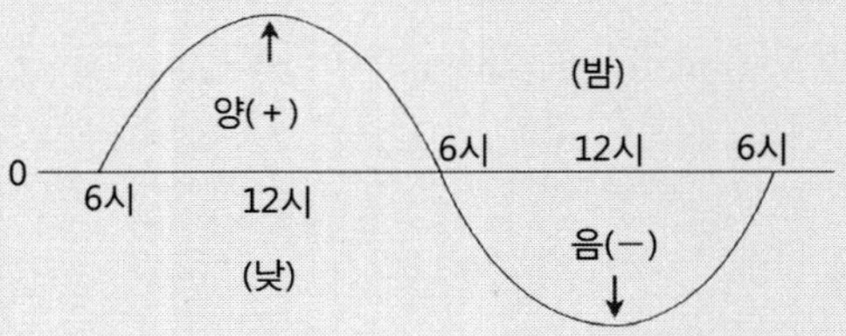

일주기 리듬을 관찰해 보면, '얼마만큼 깊은 수면을 취할 수 있는가'의 문제는 '얼마만큼 낮 동안 활기찬 생활을 했는가'와 연관된다. 낮 동안 에너지를 끌어올려 양(+)의 수치를 높인다면, 그만큼 밤에는 음(−)의 수치를 높일 수 있다. 음양은 서로 조화되어 '영(0)'이 되는 성질을 가지고 있다.

Tip 6 아침에 일어나면 무조건 밖으로 나가자

우울증 환자에게 아침이란 다시 찾아오지 않았으면 하는 시간이다. 아침에 깨어 오늘 하루를 어떻게 보낼까 생각을 하면 갑갑해진다. 우울증 치료의 원칙은 아침 시간을 잘 활용하는 것이다. 특히 아침 시간에 외부 활동을 얼마나 하는지가 중요하다. 아침에 밖에 나가서 활동을 하면 하루 종일 할 활동의 반은 아침 시간에 할 수 있다. 그리고 이렇게 활동량이 늘어나면 밤에 깊은 수면을 취하는 데 도움이 된다. 양을 크게 하면 음이 따라서 커지기 때문이다. 건강을 위해 운동을 계획한다면 봄 · 여름에는 아침에 밖으로 나가서 활동량을 늘린다. 그리고 저녁 시간이면 충분한 숙면을 취하기 위해 과격한 운동보다는, 전신의 근육과 마음을 이완시키는 요가와 같은 훈련을 하는 것이 바람직하다.

일주기 리듬뿐 아니라 계절에 따른 리듬 역시 중요하다. 겨울과 여름, 언제 일어나고 언제 자는 것이 좋을까? 이 역시 일주기 리듬과도 관련이 높은데, 해가 뜨고 지는 시간을 기준으로 리듬을 찾는 것이다. 자연의 리듬에 맞춘다면 여름에는 일찍 일어나고 늦게 자며, 겨울에는 늦게 일어나고 일찍 잠을 청해야 한다. 여러분은 사계의 일주기 리듬을 얼마나 잘 따르고 있는가? 봄은 건강을 찾기 위한 가장 좋은 계절이다. 활동을 늘릴 수 있고, 마음가짐도 훨씬 미래지향적일 수 있다. 이 계절의 리듬을 탈 수 있어야 한다. 봄에 건강하지 못한 사람이 가을과 겨울에 건강하기 어렵다. 만일 건강의 회복하려는 마음이 있다면, 봄 · 여름에 활동량을 늘리고, 에너지를 충분히 만들어 놔두어야 한다. 그리고 그 건강한 자원을 나머지 계절에 사용하는 것이다. 개미처럼 활동량이 있어야 가을·겨울을 여유롭게 보낼 수 있다.

일주기, 일 년의 리듬뿐 아니라 평생의 리듬도 있다. 태어났을 때는 봄과 같은, 청소년기와 청년기는 여름과 같은, 장년기는 가을과 같은, 노년기는 겨울과 같은 삶의 리듬이 필요한 것이다. 우리의 인생은 어떤 리듬을 타고 있을까? 아직 20대의 청년이 애늙은이 같은 모습인 사람도 있고, 혹은 70대가 넘었으면서도 아직 유아적 충동성을 벗어나지 못하는 사람도 있다.

가령 우리들의 리듬이 너무 반복되어 지나치게 익숙해져 있다면 잠시 리듬에서 벗어나는 것도 필요하다. 습관적으로 반복되는 행위가 자칫 지루해지고, 더 이상 흥미를 잃으면, 새로운 에너지를 얻을 수 없기 때문이다.

그렇다면 자신의 리듬이란 무엇인가?

자신의 리듬을 찾아가는 과정은 자신을 발견하는 과정이다. 이렇게 각기 자신의 리듬을 찾아야 하는 이유는 모든 사람들이 똑같은 원칙에 맞출 수 없기 때문이다. 개인의 특성이 다르고, 특히 그 특성이 자신이 처해 있는 환경과 맞지 않을 경우에 피로도는 극도로 심해진다는 것이다. 그만큼 자신의 성격적인 특성, 체질적인 특성을 알아가는 것이 중요하다.

얼마만큼 현재에 충실하게 머물러 있느냐도 중요하다.

과거에 대한 후회와 미래에 대한 불안에 싸여 현재의 자신에 충분히 머물러 있지 못한다면, 그것은 자신의 리듬을 제대로 활용하지 못한다는 것을 의미한다. 자신의 모습에 머물러 있을 때 가장 최적화된 리듬을 타는 것이다. 서핑을 하는 사람이 물결에 그대로 동화되어 물을 가를 때 보트가 물을 가르면서 물길을 따라 나가는 모습을 보면, 자연스러우면서 에너지는 최소한으로 소비하는 것을 알 수 있다.

얼마나 주도적인가도 중요한 문제이다. 자신의 리듬을 놓치게 되면 어차피 다른 사람이나 환경에 끌려다니게 된다. 자신의 리듬이 아닌 다른 사람의 리듬에 맞춰 생활을 하면 그만큼 에너지 소비가 많고, 능률은 떨어지는 것이다.

리듬을 타는 문제는 바람을 가르며 행글라이더를 타는 것이나 물결을 가르며 서핑을 하는 것과 같은 이치이다. 리듬을 맞추면 일을 훨씬 쉽게, 그리고 효과적으로 할 수 있다. 그렇지 않은 경우에는 리듬이 도리어 방해가 된다. 강물을 거스르면서 수영하는 것과 같은 것이다. 자신의 고유 리듬을 찾는 것은 균형과 조화를 찾는 것, 그리고 자신의 치유력을 키워가는 방법으로 중요하다.

우리는 살아가면서 자신이 가지고 있는 고유의 속도를 유지하고 있는지 점검할 필요가 있다.

우리의 행동 가운데 걷는 행동은 매일 반복된다. 그렇지만 정작 자신의 보행리듬에 대하여 고민을 해 보지는 않았을 것이다. 물론 걷는 행위는 다른 일을 하기 위한 보조 작업일 수 있다. 1분밖에 남지 않은 기차시간에 우리는 발걸음을 재촉할 수밖에 없다. 그렇지만 매번 이렇게 쫓기고 있다는 생각이 들지는 않나? 걸음이 빨라지면서 발 전체를 밟는 것이 아니라 주로 발의 앞부분을 많이 활용하여 신체적 문제가 발생하기도 한다. 최근에는 이를 보정하기 위한 운동화까지 개발되어 발뒤꿈치부터 앞까지 충분하게 발을 내디디며 걷는 훈련을 하기도 하다. 어쨌든 걷는 것은 자신의 행동이며, 스스로 조절할 수 있다. 자기의 주도적 리듬을 걷기에 담아보는 것은 어떨까? 이렇게 우리가 인위적으로 조절할 수 있는 걸음의 리듬을 찾으면, 이후 우리 삶에서도 속도를 조절할 수 있다.

Tip 7 스트레스가 있으면 무조건 걷자

스트레스에서 벗어나기 위해 작정하고 걸어 본다. 걸음은 반복되는 행위이다. 특히 그 행위에 집중하지 않으면서도, 노래를 들으면서도, 이야기를 하면서도 걸을 수 있다. 그렇지만 스스로 자신의 리듬을 찾을 수도 있다. 걷는 행동은 호흡훈련을 하면서 마음을 안정시키는 방법과 비슷하다. 같은 동작을 같은 리듬으로 하면 안정을 찾을 수 있다. 그리고 이렇게 안정된 상태에서는 새로운 아이디어를 끌어낼 수도 있다. 복잡한 생각으로 출발한 산책에서, 돌아오는 길에 실마리를 찾는 경우가 종종 있다. 철학가나 음악가들이 산책을 좋아하는 이유가 이것 때문일 것이다. 그리고 이왕 걷는다면 조금 빨리, 때로는 조금 느리게 걸으면서 자신에게 맞는 보폭이나 속도를 점검해 보는 것도 도움이 된다. 여기에 호흡까지 맞춘다면 금상첨화이다. 일반적으로는 세 걸음에 한 호흡 정도를 추천한다. 숨을 들이쉬면서 세 걸음, 그리고 내쉬면서 세 걸음을 내딛는 것이다.

조금 깊이 읽기 건강한 생활을 위한 일주기 리듬 지키기

하루 중에도 사람들은 계속해서 변화를 한다. 그리고 그것을 생체시계라고 설명한다. 이러한 생체시계를 잘 활용하면 무난하게 일상을 즐길 수 있지만, 생체시계를 거스르면 왠지 몸과 마음은 저항감을 느끼면서 살게 된다.

한의학에서 일주기 리듬은 태양이 뜨고 지는 것을 기준으로 설정하였다. 음양에 기준을 맞추는 것이다. 해가 뜨면 일어나고 해가 지면 일을 중단하고 휴식을 취하는 리듬이다. 그렇기 때문에 여름에는 일찍 일어나고 늦게 자서 양기를 잘 활용하고, 겨울에는 늦게 일어나고 일찍 자서 음을 보존해야 한다고 하였다.

EBS에서 2008년에 방송한 다큐프라임 「생체시계의 비밀」에서는 생체시계를 의학 영역에서 설명하면서 우리 몸이 원하는 최고의 시간과 질병이 발생하기 쉬운 최악의 시간과 함께 시간치료학의 등장을 소개하였다.

수면시간 중에는 세포의 재생능력이 높아지고, 코티솔과

인슐린의 분비가 왕성하여 에너지를 인체에 공급한다. 즉 일상에서의 일을 준비하기 위해 벌써 움직이고 있는 것이다. 오전 시간에는 지적 능력의 민첩도와 각성도가 높아져 공부나 업무를 하기에 가장 좋으며, 오후 시간에는 근육의 강도의 유연성이 가장 좋아져 스포츠를 하기에 가장 좋다. 저녁시간이 되면 멜라토닌과 성장호르몬의 분비가 시작되어 잠을 촉진하게 된다. 이렇게 시간에 맞춰서 자신의 일상계획을 짜면 힘들지 않게 하루를 보낼 수 있는 것이다.

이 다큐에서는 사람들이 아침형 인간과 저녁형 인간으로 나눠진다는 오류를 지적하고 있다. 그렇지만 실제로 그런 유전자를 가지고 태어난 사람은 20%에 불과하며 80% 정도의 사람들은 밤 12시 이전에 잠들고, 7시 정도에 기상하는 유전자를 가지고 태어났다고 한다. 더구나 극단적인 아침형, 혹은 저녁형 인간은 그렇게 많지 않기 때문에 자신의 리듬을 잘못 판단해 본래의 리듬을 거스르지 말 것을 권하였다.

이 다큐에서는 생체시계를 지키는 핵심 키워드로 수면과 햇빛을 들었다.

- 모든 생명체에게 필수적이며 우리의 몸과 뇌에 휴식을 가져다주는 수면의 질이 건강을 좌우한다. 잠은 휴식이라는 효능뿐만 아니라 조직 손상과 염증, 노화의 원인이 되는 유해산소를 제거하는 기능까지 맡고 있다.
- 청소년들에게 잠은 미래를 결정하는 중요한 요소이다. 우리의 뇌는 수면을 통해서 낮 시간에 일어난 일들을 정리하고 복습하는 기능이 있기 때문에, 수면 부족은 결국 학습 시간의 부족을 의미하고, 면역력과 감정 통제 능력의 저하를 가져온다.
- 일조량의 부족은 우울증을 유발한다. 특히 햇빛은 다른 어떤 빛으로도 대체할 수 없는 생명의 광선이다. 오전

10시에서 오후 2시까지의 자외선 지수가 높은 시간만 피하고 햇빛 샤워를 해야 한다.

EBS 「생체시계의 비밀」 제작팀(2009). 건강잠재력, 생체시계의 비밀. 지식채널

05

자기치유력을 키우자

아이의 손가락이 종이에 베어 피가 났다. 우선 깨끗하게 세척을 하고 소독약을 바른 뒤 밴드를 붙이고 며칠이 지났다. 그런데 어느새 상처는 흔적 없이 자연스럽게 봉합이 되어 있다. 무엇이 아이의 상처를 없앤 것일까?

감기에 걸려 몸져누웠다. 이번 겨울 감기는 너무 심했다. 자기 전에 생강차를 진하게 달여 마셨다. 그리고 이불을 푹 뒤집어쓰고 한참을 잤다. 다음날 아침은 어제보다 훨씬 상쾌했다. 무엇이 다시 가뿐한 몸으로 만든 것일까?

이제 정신을 강하게 먹으면 불안 정도는 없앨 수 있다고 하면서 지난 2달 동안 상담을 받은 환자가 진료를 끝내면서 말했다. "상담이 저를 낫게 한 것입니까? 제가 마음을 스스로 잡아 좋아진 건가요?"

병원에서 치료를 하다보면, 어느새 환자는 이전보다 훨씬 건강한 모습으로 나타난다. 병을 낫게 하기 위해 약을 쓰기는 했지만, 약을 복용하고 시간이 지나다 보니, 건강은 어느새 찾아왔다. 약이 늪에 빠신 것을 구했다면 자신이 가지고 있는 자기치유력이 다시 걸을 수 있게 만들어 주었다. 도리어 약물에 의존되어 있는 경우는 자기치유력을 회복시킬 기회를 그만큼 놓치고 있을 수도 있다. 정신과 진료 현장에서 습관성에 대한 문제로 걱정을 하는 사람이 많다. 2달 정도면 해결될 수 있을 거라는 수면 문제가 벌써 10년이 훌쩍 넘게 지속되고, 아직도 약을 먹지 않으면 잠을 청할 수 없는 경우도 있다. 물론 수면문제를 약으로 밖에 해결하지 못하는 절박감이 있기는 하겠지만, 자기치유력으로 회복하려는 노력을 얼마만큼 했는지는 의문이다.

체중조절에 도전을 하다가 단기간에 실패하는 경우의 변명은 도저히 기운이 없어 일을 하지 못하겠다는 것이다. 물론 영양소의 부족은 체력을 떨어뜨리고, 기운을 없게 하며, 집중력을 떨어뜨린다. 그러나 대부분의 체중조절 성공사례를 보면, 이렇게 힘든 2~3일을 넘기고 나면 기운 없는 것도 점차 나아지고 집중력도 높아져서 일상생활에 지장이 없다고 한다. 지금까지 음식물을 몸속에 저장하고 있었는데, 저장된 음식을 사용도 하지 않은 채 계속해서 외부의 음식을 끌어들이고, 이것을 바로바로 사용하면서, 우리 인체는 점차 자생력을 잃게 된다. 도리어 우리 몸 안에 쌓여 있는 에너지를 소모하고, 새로운 에너지를 적당히 공급해 주어야 우리 몸이 자생력이 더욱 강화된다. 그래서 자생력을 높이기 위한 프로그램 가운데 절식, 혹은 단식이 포함되기도 한다. 우리는 도리어 과식으로 인하여 잉여 에너지를 몸 안에 남기고 이것을 소비하기 위해 불필요한 에너지를 낭비해야 하는 경우가 많다. 우리의 몸이 원하는 정도만 섭취하는 것이 최적의 에너지를 만드는 것이고, 결국 자생력을 키우는 것이다.

한의학의 가장 큰 특징 가운데 하나가 바로 치유력을 키우는 것이다. 흔히 보약이라고 이름 붙여지는 한약도 이런 치유력을 키우는 것을 목적으로 하고 있다.

미병에서 질병으로 넘어가는 것을 막고, 건강 그 이상의 웰빙을 추구한다면, 이때는 스스로 자신을 더욱 건강하게 만드는 힘인 자생력을 어떻게 키우느냐가 관건이 된다. 치유력을 키우는 것은 인간이 가지고 있는 원래의 생존력, 병을 이기는 치유력을 극대화하는 것을 말한다. 그러기 위해 균형과 조화가 필수적이고, 이를 위해 정신적으로는 평안과 안정이 필요한 것이다.

우리 몸의 반응을 자생력 강화의 차원에서 보자.

스트레스를 받으면 우리 몸에는 스트레스를 이기기 위

한 여러 가지 저항 반응이 나타난다. 우선은 자율신경계가 흥분을 한다. 특히 교감신경계는 발 빠르게 반응하여 스트레스와 동시에 전신에 골고루 퍼져 있는 자극점을 자극한다. 심장을 빨리 뛰게 하고, 혈압을 올리고, 피부를 곤두서게 한다. 그러면 인체의 호르몬도 이에 맞춰서 반응을 하는데 노르아드레날린과 코티솔이 뇌하수체에서 흥분되어 전신에 영향을 주게 된다. 이런 상태는 일시적으로 스트레스를 해결하는 해결사 역할을 한다. 문제를 해결하기 위해서 그동안 몸속에 저축해 두었던 에너지를 끌어내는 것이다. 이렇게 끌어낸 에너지는 스트레스를 해결하기 위해 특정한 신체 부위에 집중되어 비록 해결은 되지만 그 이후 우리 몸은 피로 상태에 빠진다. 특히 특정 부위에 집중되면서 아프고, 저리고, 가렵고, 차지는 반응이 나타난다. 이런 상태가 지속될 수는 없다. 브레이크 없이 가속페달만 계속해서 밟을 수는 없다. 이렇게 큰일을 치르면 우리 몸은 다시 안정화를 위한 과정을 밟게 된다. 우선은 자율신경계의 부교감신경이 활성화된다. 그동안 뿜었던 여러 호르몬들이 안정화를 찾게 된다. 여기서 중요한 프로세서가 필요하다. 안정화를 찾아가는 가운데서 얼마만큼 빠른 속도로 이완 상태에 들어가느냐가 관건이 된다. 이완상태에 들어가게 되면, 그동안 펼쳐졌던 전신의 흥분 상태를 하나하나 조정을 해나간다. 특정 부위의 긴장도 안정을 시킨다. 충분한 이완 상태에서는 흐트러진 몸과 마음이 균형을 찾게 되고, 다시 외부로부터 에너지를 받아들여 안정화된 모드로 만들어 간다. 이렇게 안정화 모드로 바꾸는 것이 바로 내적 치유력이 된다. 가장 안정화된 상태에서 자연스럽게 만들어 내는 것이다.

- 집으로 가는 퇴근길에 지친 상태로 지하철을 탔다. 마침 두 정거장 만에 자리가 생겨서 앉을 수 있었다. 운이 좋은 날이었다. 그리고 잠깐 잠이 들어 서너 정거장 만에 깨어났다. 그런데 10분 정도 졸았을 뿐인데 다시 기운이 났다. 조금 전의 피곤함이 없어지고 개운한 상태가 되었다.

이런 일들이 매일은 아니지만, 가끔씩은 일상에서 경험할 수 있는 일이다. 잠시의 낮잠으로 우리 몸에서는 어떤 변화가 일어났을까? 이런 상태를 만들어 가는 요소는 무엇일까? 충분한 이완, 충분한 휴식을 한 것은 아닐까? 또 우리가 스스로 이런 상태를 만들어 갈 수 있다면 우리의 몸과 마음을 더욱 건강해질 것이다.

자연치유력을 끌어올리는 몇 가지 방법을 알아보자.

1) 잠이 보약이다

잠은 우리 몸의 에너지 대사를 최소화하고, 에너지를 축적하는 기능이 있다. 외부 자극이 차단되고, 가장 편안한 자세를 취하여, 우리 몸의 리듬은 가장 안정되고 느려져 있다. 아무 데나 아무 시간이나 누워서 쉽게 잠을 청할 수 있는 사람은 그만큼 건강하다. 그렇지만 우리 스스로 잠을 조정하는 것이 쉽지는 않다. 쉬려고 누우면 도리어 뒤척이기만 하게 되고, 깊은 잠은 더더욱 어렵다. 그렇기 때문에 깊은 수면을 위해서는 충분한 이완 상태를 만들어야 한다.

2) 규칙적인 생활 속에서 자연치유력이 커진다

흔히 습관의 중요성을 이야기한다. 규칙적인 생활이 최상의 상태를 만들어 낸다. 반복적인 동작을 하는 것이 에너지가 최소화한 상태에서 효율을 극대화할 수 있는 것이다. 마라톤을 하는 선수를 보면 반복되는 동작을 지속하고 있다. 이때 한번 동작이 흔들리면 다시 원상태로 돌아가는 것이 쉽지 않다. 달리는 자동차를 보아도 알 수 있다. 크루즈 기능을 켜고 같은 속도로 꾸준히 갈 경우 에너지 효율이 가장 좋다. 에너지가 최소화되었을 때 자기의 힘은 극대화되는 것이다.

3) 적절한 자극 역시 필요하다

우리 몸과 마음은 외부의 자극에 대해 끊임없이 반응한다. 외부에서의 스트레스는 긴장을 유발하고, 일시적으로 긴장에 대항하기 위해 힘을 극대화하게 된다. 자발적이기는 하지만, 운동도 하나의 스트레스 요인이 된다. 이러한 외부적 자극 이후에 인체는 거기에 적응하기 위해 자신의 적응력을 높이게 된다. 물론 그 적정선을 넘으면 어쩔 수 없이 끌려가고 결국 탈진이라는 결과를 만들어 내지만, 적절한 자극은 인체의 건강에 필수적이다. 외부적인 자극을 단절하면, 내적 평형을 유지하는 것이 더 어렵기도 하다.

4) 보약을 왜 먹나?(자생력을 키우는 한약)

보약은 두 가지의 목적이 있다. 부족한 에너지 자체를 보강하는 것과 불균형해진 상태에서 부족한 점을 메워 나가는 것이다. 우리 몸의 에너지 자체를 끌어올리는 것은 흔

Box 9 자생력을 키우는 한약

	약 물	처 방
보기	인삼 · 황기 · 백출 · 감초 · 대추 · 꿀	사군자탕
보혈	당귀 · 숙지황 · 백작약 · 용안육 · 아교	사물탕
보양	녹용 · 음양곽 · 두충 · 동충하초 · 해구신	연령고본단
보음	맥문동 · 천문동 · 구기자 · 별갑 · 옥죽	육미지황탕
항스트레스	연자육 · 향부자 · 백복신 · 죽여	보혈안신탕

히 지친 상태에서 우선적으로 필요한 것이다. 불균형으로 인하여 부족한 점이 있다면 그 부족한 곳만 보강하면 된다. 그런데 어느 보약이나 효과는 있겠지만, 부족한 곳을 찾아 메우는 것이 더욱 필요하다. 때로는 부족한 점을 잘못 찾아 증상이 악화될 수도 있다.

Tip 8 깊은 수면을 돕는 보디 스캔(Body Scan)

자생력을 키우는 가장 좋은 방법은 깊은 잠을 자는 것이다. 깊은 잠을 자는 방법은 사람에 따라 다르고, 불면증에 시달린 경험이 있는 사람이라면 나름대로의 방법이 있을 것이다.

보디 스캔은 명상 방법 중 하나이며, 잠을 자기 위한 명상은 아니지만, 잠을 자는 데 활용이 되기도 한다. 보디 스캔은 온몸을 부위별로 나눠서 관찰을 하는 것이다. 왼쪽 발바닥과 발가락에 주의를 집중한다. 그곳에서 느껴지는 따뜻한 느낌, 찬 느낌, 가려운 느낌, 이상 감각 등 모든 감각에 집중을 한다. 그리고 그 감각 하나하나에 집중하면서 1분간 머무른다. 사람의 신체를 발가락, 발바닥, 종아리, 무릎, 허벅지 등 30여 곳으로 나눠서 한 군데에 1분 정도 머무르며 관찰을 한다. 어떤 사람들은 채 다섯 곳을 지나기 전에 잠에 빠지기도 한다. 이렇게 한숨을 푹 자고 나면 몸은 상쾌해지고 기운이 다시 생긴다.

조금 깊이 읽기 인체의 자생력을 키운다 - 통합의학의 목표

인체의 자생력을 키우는 것은 전 세계 전통의학의 공통적인 목표였다. 질병이 걸리면 치료 수단이 별로 없던 예전에는 건강할 때 건강을 지켜야 한다는 것이 의학의 명제였기 때문이기도 하다. 그래서 생기, 자생력을 중요하게 생각했다. 의학의 발전 과정에서 서양의학에서도 변화가 일어나고 있다. 의학적으로 충분하게 해석되지 않은 인체의 변화에 대하여 새로운 대안이 필요했다. 그런 가운데 새로운 영역으로 자리를 잡은 것이 통합의학이다. 통합의학은 기존의 서구 정통의학이 각국의 전통의학, 보완대체의학의 여러 치료법들의 근거를 중심으로 통합하는 과정에서 만들어졌는데 기존의 의학 체계에서 여러 영역을 받아들이면서 대안의학으로 발전하고 있다.

- 의료시스템: 아시아 전통의학, 아유르베다, 동종요법
- 영양 의학: 음식을 통한 관리
- 수기 의학: 카이로프락틱, 지압, 교정요법
- 식물 의학: 허브, 한약 등의 자연물 활용 의학
- 심신 의학: 명상, 영성, 종교, 바이오피드백, 최면
- 기능 의학: 기능 신경학
- 라이프 스타일 관리 의학: 다이어트, 운동, 스트레스 관리
- 에너지 의학: 영기, 기공

통합의학은 의학의 관점을 질병보다는 치유에 두고 있다. 따라서 몸과 함께 마음, 영성 그리고 환경에 관심을 가지고 환자의 문화와 신념, 생활스타일이 건강을 회복하기 위하여 어떤 역할을 할 수 있는지에 대하여 주목한다. 통합의학에서

가장 중요하게 생각하는 개념은 바로 치유(healing)이다. 이것은 인체의 타고난 소질로 자연스럽게 원래의 모습으로 복귀하는 능력을 말한다. 그리고 이를 실현하기 위해 필요한 것이 자기 돌봄(Self-care)과 생기(vitality)다. 스스로 자신의 에너지를 돌보고 생기를 끌어 올리는 것이 치유의 핵심이 되는 것이다.

인체는 환경에 영향을 받아 변화한다. 이러한 변화에 대하여 인체는 자신이 가지고 있는 치유력·자생력을 활용하여 원래의 상태로 돌아오려는 능력을 발휘하는데, 통합의학은 그러한 능력을 극대화시키는 것을 목적으로 한다. 한의학에서 기운을 북돋우는 약을 쓰는 것도 이러한 생기를 끌어올리려는 목적으로 활용하는 것이고, 명상이 마음을 안정시킴으로써 몸의 에너지를 축적시키는 것도 그러한 방편이다.

통합의학에 대한 논의는 서구의학에서 시작되었지만, 전통의학이 발달한 한국·중국·일본에서 더욱 발전할 수 있다. 그것은 동양 3국이 전통의학의 자산을 아직까지 그대로 보존 발전해 온 까닭인데, 이 자원을 어떻게 충분히 활용하느냐가 과제이다. 이를 기반으로 한·중·일 통합의학 심포지엄에서 일본 통합의학회 회장인 아쯔미 박사는 21세기를 통합의학의 시대라고 주창하였다.

Kligler(2004). Integrative Medicine. Mc Graw Hill; Atsumi(2005). Current Status and Future on Integrative Medicine in Japan. ICPM

06

지켜야 할 생활 수칙

한의학의 관점은 일상에서의 생활과 건강을 밀접하게 연관시키는데 그 방편으로 일상에서 우리가 할 수 있는 방법들을 정해 놓고 있다.

현재 4, 50대의 수명은 90대라는 보도를 접하고 마냥 웃을 수 있는 사람이 그렇게 많지 않을 것이다. 이러한 보도에 대한 사람들의 반응은 연령대별로 큰 차이를 보인다. 건강강좌에서 만나는 사람들에게 드리는 "언제까지 살고 싶으세요?"라는 질문 역시 연령대별로 차이가 있다. 2, 30대는 당연히 100살이다. 도리어 그 전에 죽는 것이 이상하다는 생각을 하기도 하며, 아직 죽음에 대한 생각을 해보지 못한 사람들이 대부분이다. 4, 50대는 대부분 8, 90을 기대

3수명으로 말한다. 그래도 현실과 가장 근접되고 있다. 70대에 접어든 사람들에게는 이 질문이 버겁다. 어떤 사람들은 지금 당장이라도 죽었으면 하기도 한다. 90까지 20년은 남았다고 이야기를 하면 도리어 화를 내는 사람도 있다. 그런데 최근 보고에 의하면 한국인의 실제 수명과 건강 수명 간에 10년의 차이가 난다고 한다. 다시 말해 대략 10년 정도는 골골거리며 살아간다는 것이다. 70대에 접어든 사람들은 이미 자신의 몸 상태에 대하여 어느 정도 알고 있는 것이다.

4, 50대 병을 얻어 병원에 입원을 하면, 우선 축하의 인사를 보낼 때가 있다. 특히 환자의 병이 가볍거나, 어느 정도의 시간만 보내면 회복이 될 수 있는 병인 경우에는 더욱이 그렇다. 만일 똑같은 병이라도 6, 70대에 나타났다면 그만큼 회복하기 어려웠을 것이다. 자신의 병을 회복시킬 수 있는 나이에 맞춰서 병이 찾아왔다면 도리어 행운일 것이다. 그래서 축하를 받는다.

강동경희대학교병원 암센터에는 암을 극복해나가는 생생한 장면을 목격할 수 있다. 병을 진단받고, 충격을 받았지만, 이후에 생활을 바꾸고 이전보다 더 건강해진 모습으로 삶을 살아가는 모습이다. 그렇지만 모든 사람이 꼭 그런 것만은 아니다. 5년 생존율을 넘기자마자 다시 이전의 원상태로 생활하다가 불과 몇 달 만에 생을 마감하는 경우도 있다.

우선은 여러분의 일상을 점검해 보아야 한다. 그리고 건강 상태를 파악해야 한다. 지금 어떤 질병으로 진단을 받지 않더라도 지금 나의 모습이 질병으로 향하고 있는지를 검토해 보아야 한다. 만일 미병 상태에 있다면 질병으로 넘어가는 것을 막기 위해 노력을 해야 한다. 미병 상태에서는 그나마 원 상태로 돌아갈 수 있기 때문이다.

지금이 건강 상태라고 하여도 자만할 수는 없다. 질병으로의 이행은 언제든지 가능하기 때문이다. 건강한 상태라고 자부를 한다면 이제부터는 웰빙을 향하는 자세를 취해야 한다. 한의학에서 제시하는 양생법을 몸에 익혀야 할 때인 것이다.

한의학 정신건강 생활 수칙

1) 자연의 법칙에 순응한다

① 사계절의 변화에 따른다

사계절의 변화가 뚜렷한 우리나라의 경우, 계절에 따라 생활도 변화해야 한다. 겨울에는 늦게 일어나고 일찍 자고, 여름에는 일찍 일어나고 늦게 잔다. 봄에는 음에서 양으로 바뀌기 때문에 기분이 쉽게 변화하는 것에 주의를 하고, 가을에는 겨울을 대비하여 에너지를 낭비하지 않도록 한다.

봄은 생기의 계절이므로 아침에 일어나 뜰을 걸으며 몸과 마음을 생동하게 한다. 여름은 성장의 계절이므로 아침에 일어나 활동을 늘린다. 가을은 거두어 들이는 계절이므로 마음을 누그러뜨리고, 자신의 것으로 만들어야 한다. 겨울은 저장의 계절이므로 활동량을 줄이고 정기를 저장한다.

② 일주기 리듬을 따른다

아침이 되면 일어나서 활동을 하고, 저녁이 되면 이완을 하고 밤이 되면 잠을 잔다. 아침에 일어나서의 활동량이 깊은 수면을 책임진다. 늦은 밤에는 운동을 하지 않도록 한다. 자칫 긴장된 상태에서 취하는 잠은 몸을 더욱 경직하게 만든다.

③ 자연을 만끽한다

대자연을 느낄 수 있는 장소를 자주 찾으라. 그리고 그곳에 머물면서 오감을 이용하여 자연을 느끼라. 눈을 크게 떠보고, 호흡을 깊게 하여 들어 마시고, 혀로 맛을 보고, 손으로 직접 만지면서 느끼라. 기감을 느낄 수 있는 사람이라면 자신의 기감과 자연의 기감을 공명하라. 영적 건강에서 가장 중요한 것이 바로 자연과의 관계이다. 계절의 변화와 하루의 변화를 마음챙김하도록 한다.

2) 마음을 비운다

① 마음을 비워서 자신의 기운을 느낀다

짧은 명상 시간을 활용하여 마음을 비우고 오감을 활용하여 자신의 몸이 자연과 하나됨을 느껴본다. 카페에서 따뜻한 차 한 잔을 마시면서도 따뜻한 온감과 함께 들리는 음악 소리, 밖의 경치, 차에서 우러나는 냄새에 집중한다. 그리고 자신의 모습을 있는 그대로 느낀다. 마음을 비웠을 때 무엇인가 충족되는 기운을 느껴본다.

② 욕심을 줄인다

욕심을 줄이면, 과도한 긴장상태로부터 벗어날 수 있고 편안한 마음을 지속할 수 있다. 무엇을 가지려 하기보다 무엇이든 준다는 마음을 가지도록 한다. 남에게 주면, 언젠가 다시 나에게 돌아오게 된다. 욕심을 줄이면 생기가 자연스럽게 생겨난다.

3) 몸과 마음을 수련한다

① 규칙적인 운동을 한다, 몸 전체가 모두 움직이는 그런 운동을 한다

몸을 움직이는 것은 동물 고유의 본능인데 활동량이 줄면 따라서 생명력도 줄어든다. 가급적 전신을 모두 움직이는 것이 좋다. 운동의 시작은 걷기부터 하는 것이 좋은데,

전신을 움직이는 운동일 뿐 아니라 명상을 같이 할 수 있어 더욱 좋다. 이후에 점차 운동 강도를 높여가지만 자신의 움직임에 마음챙김을 지속한다.

② 규칙적인 명상 시간을 갖는다

계속해서 달리는 삶 속에서 잠시 쉼이 필요하다. 명상은 진정한, 완전한 쉼을 만들 수 있다. 그러한 쉼 속에서 자신을 발견할 수 있고, 삶의 충만감을 느낄 수 있다. 하루에 15분이라도 시간을 낸다. 가능하면 같은 시간, 같은 장소를 활용한다.

4) 자신의 체질을 깨닫고 이를 수행의 도구로 삼는다

① 자신의 체질을 알아본다

체질을 알아가는 과정 역시 정신 건강에 있어 중요한 도구가 된다. 자신이 판단하는 체질을 가설로 설정하고 자신의 삶과 비교하는 과정에서 인간은 성숙하게 된다. 만약 혼란스럽다면, 자신을 발견할 수 있는 좋은 기회로 여긴다. 일그러진 모습은 자신의 심층적인 참 모습을 발견하는 데 도움이 된다.

② 다른 사람의 체질을 알고 이해한다

정신 건강에 가장 악영향을 미치는 것이 바로 갈등이다.

이 갈등은 다른 사람들이 자신과 다르다는 것을 이해하지 못하는 데서 출발한다. 각자 다른 모습을 체질을 통해 발견한다면 사람의 이해에 대한 폭이 넓어지고 그만큼 갈등은 줄어들게 된다.

5) 자신의 균형과 조화를 위해 적절하게 약물을 복용한다

① 몸이 허약하다면 보약

자신의 몸이 약해졌다면 이를 보강하는 한약을 복용하는 것이 도움이 된다. 이렇게 자신의 취약성을 이해하고 취약성을 보강할 수 있는 약물을 보강하면 질병을 예방할 수도 있고, 웰빙 상태를 만들어 갈 수도 있다.

② 균형과 조화를 위해서 약물을 복용한다

깨어진 균형과 부조화는 건강을 해치는 요인이 된다. 한약물은 이런 불균형, 부조화를 균형 잡히고 조화로운 상태로 바꾸는 데 도움을 준다. 균형과 조화가 이뤄지면, 일상생활에서의 행동과 마음을 바꿔 자연치유력이 스스로 만들어지도록 한다.

조금 깊이 읽기 **스트레스 관리 원칙**(대한스트레스학회)

1992년 창립된 대한스트레스학회는 의학 · 한의학 · 심리학 · 간호학 등 여러 분야의 학자들이 모여서 스트레스에 대하여 연구하고, 매년 학술대회를 통하여 새로운 결과를 토론하고, 이를 《스트레스연구》를 통하여 발표하는 학회로서, 한국의 스트레스에 대한 연구의 총 본산이다.

대한스트레스학회에서는 스트레스를 스스로 관리하는 10가지의 기본관리원칙을 선정하여 스트레스로부터 고생하는 사람들에게 지침을 제공하였다.

① 자신의 문제와 그것에 대해 느끼는 감정을 주변의 친구에게 털어놓는 습관을 들이자
  －스트레스는 마음속에 쌓아두는 것이 문제이다. 주위 사람들에게 자신의 감정을 털어놓음으로써 스트레스를 쌓이지 않도록 해야 한다.

② 한 번에 한 가지 일만 하자
  －여러 일을 동시에 하면서 혼란에 빠지는 것에 주의해야 한다. '지금 여기'에 집중하지 못하고, 이 일을 할 때는 저 일을 걱정하고 저 일을 할 때는 이 일에 고민하지 않도록 한다. 현재 여기에 머무르도록 노력한다.

③ 세상에 전능한 사람은 없다
  －완벽하려고 노력하는 모습은 일을 성취하는 데 도움이 준다. 그렇지만 자신에 대하여 너그럽지 않으면, 항상 자신은 무능한 사람으로 스스로 생각하게 된다. 최선을 다하지만 모든 일을 완벽하게 수행해야 한다는 강박관념에서는 벗어나야 한다.

④ 남을 도우려는 노력을 하자
  －다른 사람을 도우면서 행복을 찾아본다. 인간관계가 개

선되면서 스트레스가 놀랄만큼 조절되는 것을 느낄 수 있다.

⑤ 남을 비판하지 말자 남에 대한 비판은 결국 자신에 대한 비판으로 연결된다. 너그러운 마음을 가지도록 한다.

⑥ 골치가 아픈 문제는 나중으로 잠시 미루자

－내가 지금 바로 해결할 수 있는 문제가 아니라면 잠시 미뤄 본다. 잠시 후 다시 생각하면 이전에 가졌던 압박감으로부터 벗어나서 문제를 해결할 방법을 찾을 수 있다.

⑦ 한 번쯤은 양보를 하자

－모든 일을 바로 끝내려 하지는 말자. 매 순간 그런 생각은 사람을 지속적인 긴장으로 몰고 결국 피로감으로 남는다. 다른 사람을 배려하는 마음을 가져 본다.

⑧ 규칙적인 운동을 하자

－규칙적인 운동은 몸과 마음에 면역력을 키운다. 이후에 닥칠 스트레스에 대한 저항력도 미리 키울 수 있다.

⑨ 술과 담배를 끊자

－나쁜 습관을 가지지 말자. 몸에 해가 되는 것을 반복하는 것은 처음에는 편할 것 같지만 결국 우리를 힘들게 만든다.

⑩ 긴장을 이완시킬 수 있는 방법을 한 가지만이라도 배워두자(이완, 호흡, 요가, 명상)

－긴장을 풀 수 있는 자신만의 방법을 익히고, 스트레스가 있을 때 적극적으로 활용한다.

대한스트레스학회 홈페이지. http://www.stressfree.or.kr

2

명 상

虛心合道

– 마음을 비우면 도와 합하게 된다.

– 마음을 비우면, 인체의 기운이 자연스럽게 단(丹)을 만들어 건강을 지켜준다.

《동의보감》

01

누가 명상을 하나?

"저희 센터에서는 매주 목요일 명상 치료를 합니다. 명상 치료를 받아보도록 하지요."

마음의 건강을 위해서 병원을 방문하는 환자에게 명상 치료를 받도록 권하게 된다. 이런 명상 치료에 대하여 환자들은 우선 거부적인 태도를 보인다.

- 명상이요? 그 어려운 것을 제가 할 수 있겠어요?
- 저는 명상 같은 것 싫어요. 가뜩이나 힘든데 명상이라뇨!
- 명상은 불교 신자나 하는 것 아닌가요?
- 저는 시간이 없습니다. 그냥 선생님께서 지금 치료를

해 주시지요.

- 명상, 그것 오래 걸리는 것 아닌가요? 제가 그렇게 명상이나 하고 있을 시간이 없는데요.

명상을 처음 접하는 경우 약간의 거부감 혹은 신비감을 가지는 것이 사실이다. 반대로 너무 흔하다는 생각을 하는 사람들도 있다. 한국 사람에게 명상과 같은 마음 수련이 문화적으로 익숙한 편이기는 하지만, 그래도 명상하면 왠지 '도 닦는' 느낌이 들기도 한다. 그렇다면 명상에 대하여 문화적으로 친숙하지 않은 서양인들에게는 어떻게 적용되는 것일까?

우리나라의 문화 상품이라 할 수 있는 산사체험, 이른바 템플스테이에 대한 서양 사람들의 반응으로 명상을 접하는 태도 역시 가름할 수 있다.

한국 사람에게 절은 너무나 가깝고 친숙하다. 대한민국의 명소에는 그 입구에 항상 절이 자리를 잡고 있다. 좋은 장소를 왜 모를까? 그런데 절이 서구인들은 평소 익숙하지 않았던 곳인만큼 한국인의 그곳과는 다르게 인식된다.

- 우선 경치가 좋은 곳에 위치해 있다(한국인에게는 흔하지만): 경치가 좋고 조용한 곳은 명상을 하기 좋은 장소이다. 특히 새벽시간 산사에서 진행하는 명상 체험은 외국인들에게는 잊을 수 없는 추억이라고 한다.
- 무엇인가 동양의 정신세계에 접해 보고자 한다(한국인

이 가지고 있는): 자기 수련이라는 것이 서구인들에게는 흔치 않다. 그래서 아무런 외부적인 개입이나 교육 없이 그대로 머물러 있는 수련은 색다른 정신세계를 접할 기회를 준다.

- 몸과 마음을 통합하는 프로그램으로 치료적 효능에 대한 관심이 있다: 명상이 치료적 프로그램의 하나로 받아들여지는 서구인들의 입장에서 명상의 고수 나라에서 수련을 한다는 것에 더욱 흥미를 가질 수 있다.

그렇지만 한국인들에게 명상에 대한 시각은 약간 다르다. 더구나 의료 현장에서는 서구에서의 명상과는 다르게 응용된다. 우선 '도'를 닦는다는 생각을 가지고 있고, 명상을 잘해서 '도사'가 되는 것을 꿈꾸기도 한다. 정신문화의 영향이기는 하지만 이렇게 목표를 너무 높게 잡아서 도리어 기피의 대상이 되기도 한다.

한편 의료 현장에서는 의료인들의 무관심이 명상을 의료에서 멀게 만든다. 의료인들은 선진국에서 보편적으로 사용하는 명상이 의학적으로 입증이 되지 않았다고 하여 국내에서는 받아들이기 어렵다는 입장이다. 그리고, 이런 방법들은 의료 현장에서 자원봉사자들이나 하는 행위쯤으로 여기고 있다는 문제점도 있다. 그렇기 때문에 이런 방법에 돈을 지불하는 것을 아깝게 생각하기도 한다.

그러나 명상은 정작 서양에서 치료적 수단으로 더 활발하게 운용이 되고 있다. 미국의 대표적인 암센터인 Memorial Sloan-Kettering's Integrative Medicine Service에서는 암

치료 프로그램 안에 명상을 중요한 치료 수단으로 포함해 놓고 있다. 이곳에서는 터치 테라피, 심신 테라피, 예술 테라피, 침, 영양 및 약초 상담 등이 진행되는데 명상은 그

Box 10 | 미국암센터 심신요법 프로그램

심신요법(Mind-body therapy)

① 명상(Meditation): 명상은 우리의 마음을 편안하게 하는 방법을 가르쳐주고, 일상의 순간순간에 더욱 충실하게 머물러 있을 수 있도록 도와준다. 이것은 스트레스와 불안, 그리고 우울감을 강력하게 감소시킨다. 명상은 다른 증상과 함께 특히 통증을 가라앉힌다. 명상을 통해 질병이나 스트레스를 받을 때 나에게 힘이 되는 내적 에너지를 다시 찾을 수 있게 된다.

② 마음챙김 명상에 기반을 둔 스트레스 완화 프로그램(MBSR): 스트레스를 관리하기 위한 도구로 마음챙김 명상을 활용한다. 내용과 시간은 개개인의 특성에 ,맞춰서 진행할 수 있다.

③ 이미지 유도(Guided Imagery): 이 방법은 명상의 이점 가운데 행복감 · 이완감 · 배려심을 시각화하여 이미지를 만들어 낸다.

④ 자기 최면(Self-Hypnosis): 이 방법은 스스로 해낼 수 있는 강력하고 자연적인 자원이다. 우리는 이 방법을 배움으로써 불안을 감소시키고, 통증을 줄이며, 공포를 조절하고 흡연과 같은 잘못된 습관을 없애는 데 효과적으로 활용할 수 있다. 최면은 수술이나 치료 시에 나타나는 예기 불안을 감소시키고, 회복을 도우며, 진통제 사용을 줄이고, 신체의 최적화를 도모한다.

⑤ 수술 전 최면 프로그램(Pre-Surgery Hypnosis Program): 자기 최면 방법을 배움으로써 수술 전 불안을 감소시키고, 수술 후의 피로와 우울감을 최소화하며, 일상 복귀를 최적화한다.

가운데 심신 테라피의 일종으로 활용된다. 명상이 암 환자가 가지고 있는 불안감과 통증을 완화시키는 효과가 있다는 것이 그들의 설명이다.

명상이 의료 영역에서 광범위하게 활용되는 데 기여한 것은 명상을 프로그램화 한 것이고, 또 이 프로그램을 의학적으로 검증했기 때문이다. 흔히 8주 명상 프로그램 같은 것이 그런 예이다. 이러한 프로그램은 미국에서 임상에 적용되어 한국에 다시 도입되는 상황에까지 이르고 있다.

명상이 중요한 치료적 프로그램의 하나이기는 하지만 이것이 꼭 환자에게만 적용되는 것은 아니다. 실제 명상은 환자가 일상생활에서 할 수 있는 좋은 치료법이기도 하며, 치료를 잘하기 위해서는 치료자도 수행해야 하는 도구이다. 환자를 치료하는 개념 가운데 치료자(therapist)와 지도자(master)의 개념이 있을 수 있는데 명상을 치료 장면에 활용할 때는 치료자 보다는 지도자의 역할을 해야 한다. 이때 치료자는 명상을 교육하는 교육자로서뿐 아니라 명상을 단련하는 수행자의 역할을 같이 하고 있음을 의미한다.

명상이란 치료는 독특해서 의사만 잘 한다고 되는 것이 아니고, 그렇다고 환자만 잘 따라온다고 잘 되는 것도 아니다.

우선 명상은 명상을 지도하는 사람의 능력과 태도가 중

요하다. 명상이 교육만으로 되는 것이 아니기 때문에 지도자 역시 꾸준한 수련이 요구된다. 또한 명상은 물론 참여자의 태도가 중요하다. 가만히 누워 있거나 앉아 있으면 치료자가 알아서 해주는 그런 치료 방법은 아니다. 프로그램에 적극 참여를 하고, 일상에서의 숙제나 수련도 충실히 해야 한다. 이렇게 지도자 혹은 치료자와 배우는 사람의 태도와 역량이 모두 중요하기 때문에 흔히 말하는 궁합이 잘 맞아야 한다.

명상의 치료 효과를 극대화하기 위해서는 의사와 환자의 공감 역시 중요한 항목이 된다. 이것은 의사와 환자의 치료적 동맹만을 의미하는 것은 아니다. 단지 환자가 의사를 신뢰하면서 의사의 지도를 따르는 것만이 아닌, 환자는 의사와의 대화 및 명상 수련을 통해 자신의 약한 면을 마치 거울을 보듯이 볼 수 있게 하는 감흥을 느낄 수 있다는 것이다. 흔히 오랜 기간 명상을 수련하면, 흔히 말하는 '도사'적인 경지에 오르게 된다. 이것은 의학적으로 설명하기는 어렵지만, 환자가 치료자에게 자신의 문제를 맡길 수 있으며, 치료자가 자신의 문제를 해결해줄 수 있다는 믿음을 가지게 되는 계기를 만들기도 한다.

우리나라는 정서적으로 명상에 대해 친화적인데 거기에는 장단점이 있다. 우선 우리나라 사람들은 명상을 배우는 것이 그렇게 어렵지 않다. 서구에서 들어온 여러 명상 기법이 높은 수준의 명상을 이미 알고 있는 우리나라 사람에게는 초보적이라고 할 수 있다. 그렇지만 이런 명상에 대한 태도가 명상을 도리어 어렵게 만들기도 한다. 수준 낮은 명상은 아예 명상이라고 생각하지도 않고, 수준 높은 명상은 일반인들은 범접할 수 없는 것으로 생각하고 있다. 우리나라의 명상은 의료 기관이 아닌 학원이나 체육 시설 같은 기관에 많다. 이것은 기공이라는 또 다른 요소가 개입된 때문이기도 하지만, 의료계가 명상을 수용하는 태도의 부족 때문이라고도 할 수 있다. 그리고 이런 상업적 시설에서 활용하다 보니, 효과를 높이기 위해 수련의 강도가 높고, 의학적 평가도 결여되어 있어 부작용의 사례가 많다.

정작 명상이 필요한 곳은 어디인가?

명상은 의료 현장에서 활용되는 것이 가장 필요하다. 그것은 명상이 처음 만들어졌을 때의 목적이기도 하다. Meditation의 Medi는 Medicine의 Medi와 그 기원이 같은 것이다. 또한 의료 명상의 경우는 명상이 환자의 눈높이에 맞춰져 있기 때문에 그렇게 어렵지 않다. 또한 질병을 극복하려는 의지가 있기 때문에 꾸준하게 수련을 하는 데도 도움이 된다. 암과 같은 힘든 병에 걸린 이후에 비로소 명상의 세계에 입문하기 보다는 통증과 같은 증상 중심의 질병에도 적용하는 것이 좋을 것이다.

학교 현장에서의 명상은 현재 한국사회가 안고 있는 학교교육의 문제점을 해결할 수 있는 한 대안이 될 수 있다.

자기 중심 없이 여기저기 끌려다니면서 현재에 충실하지 못하는 학생들에게 명상은 잠시나마 '지금 여기'에 머물러서 자기를 찾을 수 있는 기회가 된다. 명상 특성화 학교의 학생들이 자신의 진로 문제를 탐색하는 과정을 보면 명상이 얼마나 도움이 되는지를 알 수 있다.

일상에서 명상적 분위기는 사회를 안정시키고 따뜻하게 만들어 준다. 과거에 대한 절망과 미래에 대한 불안으로 싸여 있는 사회에서 '지금 여기'에 머물러서 자신을 돌아보면서 인간이 가진 본성을 일깨울 수 있다면 사회는 지금보다 훨씬 포근해 질 것이다.

조금 깊이 읽기 치료자가 명상을 하면 환자는 이득을 본다

한의학의 전통은 의료를 베푸는 사람도 수행할 것을 권한다. 스스로 자신의 몸과 마음을 관리하여 건강한 몸과 마음을 계속 유지하도록 한다. 그리고 이렇게 스스로 관리하는 모습을 환자들이 닮아가도록 한다.

그렇기 때문에 한의학에서는 기공 수련을 강조한다. 자연의 기운을 받아들이고, 이를 축적하여, 치료를 할 때 환자에게 변화를 주기 위해 활용한다. 그렇다면 정신적인 수양을 치료자가 스스로 한다면 환자에게 도움이 될 수 있을까? 아침에 1시간 동안 치료자가 명상을 하면 환자들의 증상이 좋아진다는 흥미로운 연구 결과가 있다.

모든 치료자들은 심리치료를 하는 도중 그들의 주의를 환자에게 집중하는데, 이때 마음을 그곳에 충분하게 두는 것이 필요하다. 이 연구는 '마음챙김'의 기술을 향상시키는 것이 치료의 결과에 어떻게 영향을 미치는 것인지에 대한 연구이다.

이 연구를 위하여 9주 동안 치료자 코스를 밟고 있는 사람으로부터 치료를 받은 124명의 결과를 분석하였다. 치료자들을 2개의 그룹으로 나누어 한 그룹은 '선 명상'을 연습하고, 또 한 그룹은 이를 연습하지 않았다.

치료 결과는 개인 치료의 평가와 경험과 행동의 변화, 그리고 환자들이 치료 전후에 시행한 간이정신증상검사로 비교하여 보았다. 이번 연구에 훈련된 명상은 일본의 선 명상 지도자로부터 훈련되었다. 이 명상은 '지금 여기'에 머무는 마음챙김 명상으로 월요일부터 금요일까지 심리치료자가 치료를 시작하기 전 아침 7시부터 1시간 동안 집단훈련을 받았다. 명상 훈련을 받은 그룹과 그렇지 않은 그룹의 심리치료 방법은 명상과는 관련이 없는 전통적인 서구 심리치료로 동일하게 진행되었다.

결과는 매우 흥미로웠다. 개인 치료의 평가에서 높은 점수를 보였고, 경험과 행동의 변화에서도 좋은 점수를 받았다. 더욱 재미있는 사실은 환자들의 증상 역시 좋아졌다는 것이다. 간이정신증상검사의 신체화, 사회적 접촉의 불안정, 강박, 불안, 분노, 적개심, 공포, 편집증, 정신증 등 거의 모든 항목에서 뚜렷한 호전을 보였다. 치료자만의 효능감 증진이 아니라 명상을 하지 않은 환자의 증상 개선에도 기여를 한 것이다.

인도의 전통의학인 아유르베다의 의학 공부는 요가수업을 핵심 부분으로 여긴다. 그것은 아유르베다 의학을 체득하고 응용하기 위해서는 요가라는 부분이 빠질 수 없으며, 요가 수련을 통하여 자신의 의학적 치유능력을 극대화할 수 있다는 점에서 출발한 것이다. 한의학에서는 기공 수련이 있다. 기공 수련은 기의 감각을 느끼고, 이를 치료에 활용하는 것으로 한의학의 치료 효능을 높이는 데 활용된다.

Grepmair(2007). Promoting Mindfulness in Psychotherapists in Training Influences the Treatment Results of Their Patients: A Randomized, Double-Blind, Controlled Study. Psychotherapy & Psychosomtics. 76: 332-8

02

명상, 어디까지 활용되나?

명상은 과연 어떤 효과가 있는 것일까? 막연하게 도움이 될 것 같다는 사람도 있다. 명상을 잘 하면 병이 완치될 것이라는 기대감이 큰 사람, 때로는 자기 수련을 충실히 수행해야만 효과를 보기 때문에 정신력이 중요하다는 사람 등 명상에 대한 평가는 다양하다. 명상의 효과는 단순히 심리적이고, 정신력에 해당되는 것인가? 물론 명상이 심리적 안정을 유도하며, 스스로의 훈련이 필요하다는 데는 동의한다. 그렇지만 이런 것들이 단순하게 심리적 안정을 통한 회복은 아니며, 인체 내의 여러 생리적 기능을 조절함으로써 통합적으로 도움이 된다는 연구 결과들이 쏟아져 나오고 있다. 불안과 같은 심리적 문제뿐 아니라, 암으로 인한 통증의 조절, 심지어는 명상을 하면 백신의 효과가 더욱 높아진다는 보고들도 있다.

명상의 초기 연구가 티베트 승려를 대상으로 시행된 것은 바로 명상의 효능을 검증하기 위한 정의가 명확하지 않았기 때문이다. 명상을 꾸준히 해왔다고 여겨지는 티베트 승려에게서 일반인과는 다른 어떤 생리적 메커니즘이 있을까가 연구의 시작이 된 것이다. 일반인과는 다른 특별한 생리적 메커니즘이 어느 정도 도출된 이후 명상에 대한 평가도 그 근거를 찾기 시작했다. 최근까지의 연구에서도 장기 명상 수행자와 단기 수행자의 비교를 진행하고 있는 연구가 있는데, 이는 명상의 효능을 평가함에 있어서 일정기간의 수련이 필요하기 때문이고, 그 생리적 과정이 단기간에 뚜렷하게 드러나는 것이 어렵기 때문이기도 하다. 즉 명상의 생리적 과정에 대한 연구는 생리적 변화를 일으킬 수 있는 시간과 수행능력이라는 한계가 있는 것이다.

이후에 명상의 효능을 밝히는 데 중요하게 등장한 것이 바로 환자를 대상으로 하는 연구이다. 환자에게는 병리적 문제가 있기 때문에, 이를 원상태로 회복하는 과정을 명상을 통하여 증명할 수 있다면, 그 효능을 증명하는 것이 가능하고 또한 생리적 과정을 추론할 수 있기 때문이다. 이렇게 환자를 대상으로 하는 연구에서 명상이 가지고 있는 여러 효능이 검증되는 것이다. 불안장애 환자를 치료하면서 이완의 효능을, 통증 조절을 하면서 뇌의 기능 변화를, 암

환자를 대상으로 하는 연구를 통하여 면역계의 강화를 증명해내는 것이다. 그렇게 확인된 다양한 효능의 평가 도구로, 명상이 신체에 미치는 직접적인 효과에 대한 평가가 이뤄지고 있는데, 중추신경계에 미치는 영향을 세분화 하여 전측대상피질, 뇌도, 전전두피질, 변연계의 변화들을 검증하여 명상훈련이 뇌를 변화시킴을 밝히며, 자율신경계에 대한 효능을 검증하여 안정과 이완의 효능을 설명한다. 내분비계와 면역계의 효능을 검증하여 질병을 이겨내는 치유력을 증명해내기도 한다.

명상의 효능을 밝히는 논문이 많아지면서 근거에 대한 논의를 종합한 체계적 리뷰논문이 등장했는데 이러한 내용들은 명상과 해당 질환을 주제로 효능에 대한 여러 근거 자료를 종합한 것으로 의학계에서 수용되는 최고의 근거를 제시하고 있다.

지난 수십 년간의 여러 연구를 통하여 명상이 인체에 긍정적인 효능이 있다는 데는 의심의 여지가 없다. 그렇지만 아직도 해결되지 않은 문제가 있다. 그것은 명상의 종류, 시술받는 사람, 심지어는 시술자에서도 효과의 편차가 나며, 치료 기간에 있어서도 효능의 차이를 보인다는 것이다. 치료에 있어서도 아직은 보조적 치료의 한계성을 가지고 있다. 그렇지만 이러한 한계는 어쩌면 당연하고 앞으로도 풀기 어려운 문제일 것이다. 인간의 자연치유력 강화에 있어 고려해야 될 사항이 너무 많기 때문이다. 명상을 스스로 열심히 하지 않은 사람에게 어떤 효능을 기대할 것인가? 명상에 대해 불신으로 가득 찬 사람에게 명상을 충분히 연습시킬 수 있을까?

지금까지 밝혀진 명상의 효능에 대하여 좀더 자세히 검토하면서 자신이 명상을 했을 때 어떤 효과를 볼 수 있을 것인지에 대하여 생각해 보자.

① 기본적으로 명상은 뇌를 쉬게 한다

명상을 하면 뇌파는 점차 느려지게 된다. 이것은 수면시 나타나는 뇌파와 비슷한 파형으로의 변화를 의미한다. 그렇지만, 수면을 취하면 뇌가 이완되기는 해도 머리가 맑아지는 것은 아니라 희미해지는 상태가 된다. 명상은 의식은 깨어 있는 상태에서 몸은 수면과 같이 이완상태로 들어가는 것을 말한다. 뇌파로 본다면 베타파와 델타파(수면파)의 중간 정도 파형으로 편안한 마음의 알파파와, 이완되어 있으면서도 통찰력은 지속되는 세타파를 유지하는 것이다. 특히 세타파가 나타날 때에는 통찰, 깨어 있음, 난관돌파와 같은 현상이 있어 이완이면서도 각성이 되어 있는 상태로 뇌 속의 일산화탄소(NO) 발생과 밀접한 관련이 있다는 사실이 밝혀졌다.

② 뇌의 활동성에 변화를 준다

명상을 하면 뇌의 전반적인 활동성은 줄어들지만, 특정부위의 뇌, 즉 주의나 각성 담당의 뇌 부위나 부교감신경계의 작용을 담당하는 뇌 부위, 그리고 감정과 기억을 담당하는 변연계의 활동성은 오히려 증가하는 현상이 나타난다. 또한 전전두엽의 우측은 활성이 떨이지고, 좌측은 활성화되어서 긍정적 사고의 경향을 띠게 된다. 티베트 승려의 뇌 영상 연구에서도 좌측이 우측에 비하여 현저하게 활성화되어 있는 것이 관찰되었으며, 컴퓨터 회사의 직원을 상대로 명상을 시행한 결과, 우측뇌 활성화가 명상을 진행하면서 점차 좌측뇌 활성으로 바뀌는 것을 관찰했다는 논문이 보고되고 있다. 이러한 좌측의 활성은 긍정적 사고가 일어날 때 관찰되는 현상이다.

③ 자율신경을 조절한다

명상은 긴장을 주도하는 교감신경계의 흥분을 가라앉히고, 이완을 주도하는 부교감신경을 활성화하는 기능이 있다. 호흡, 맥, 뇌파가 모두 느려지는 것은 교감신경계의 안정을 의미하고, 이것이 바로 이완의 상태라고 할 수 있다. 자율신경계는 인체의 곳곳에 시스템적으로 분포가 되어 있기 때문에 한 번의 자극으로 전신의 긴장이 나타난다. 이때 명상을 하면 부교감신경을 자극하며, 부교감신경은 전신의 이완을 유도한다. 이완으로 인하여 말초혈관이 이완되고 그렇게 되면 혈류가 증가하여 손과 발이 따뜻해지고, 심장에 대한 부담이 줄어들어 혈압이 안정된다. 이와 같은 부교감신경의 안정, 즉 이완은 인체 내의 최적한 환경을 제공하여 자연스럽게 인체 내의 에너지가 활성화 되는 환경을 만들게 된다.

④ 명상은 정서적인 측면, 특히 불안에 효과가 있다

불안이란 심리적·신체적 각성을 의미하는 것으로 심리적으로는 하고자 하는 욕구를 지속적으로 성취하려는 가운데 발생하고, 신체적으로는 전반적인 긴장 상태를 유발하게 된다. 흔히 교감신경의 흥분상태, 그리고 예민한 상태에서 나타나게 된다. 이때 명상은 심리적·신체적 과긴장 상태를 안정시킴으로써 불안을 감소시키는데, 불안한 성격적 특징이 있는 사람도 명상을 통하여 안정이 된다. 그리고 불안으로 심장이 빨리 뛰거나 호흡이 급해지는 사람도 안정이 되는데, 이렇게 되면 증상의 개선으로 안정감을 찾고, 미래에 대한 불안이 줄어들기 때문에 불안의 악순환 고리를 끊게 된다. 명상은 불안 이외에 우울이나 분노, 심지어는 일부 성격장애적 문제까지도 해결에 도움을 준다는 보고들이 있다.

⑤ 명상은 스트레스 호르몬의 감소와 함께 혈중 백혈구 생성을 포함한 면역기능 항진 작용을 한다

암 환자에게 명상을 시키면, 면역 지표물질인 NK cell이 증량되는 것을 관찰할 수 있다. 면역기능의 향상은 내적치유력의 증가를 의미한다. 병에 대한 저항력이 커지며, 질병에 걸리더라도 스스로 회복하는 능력이 커진다. 이러한 이유로 많은 암센터들이 명상을 수술이나 방사선 시술 이후의 회복시기에 적극적으로 활용하고 있다.

이처럼 명상의 효과는 광범위하게 적용되는데, 이를 종합하여 명상의 목표를 한마디로 말한다면, 자신의 조절능력을 극대화 하는 것으로 심리적·신체적 문제를 스스로 통제하고 조절한다는 것이다.

일반적으로 사람이 스스로 조절할 수 있는 것이 그렇게 많지는 않다고 생각한다. 호흡은 그런대로 스스로 조절을 할 수 있지만, 심장 박동, 체온, 뇌파와 같은 것은 조절이 쉽지 않다고 생각한다. 자율신경은 인간이 마음대로 조절하는 것이 아니라, 인체 스스로 알아서 조절하는 것으로 생존을 위한 본능적 반응으로 설명될 수 있다. 그런데 이런 무의식의 통제가 의식적으로도 충분히 통제할 수 있다는 설명이 가능해졌다. 호흡을 조절하는 것뿐 아니라, 체온을 올리고, 심장 박동을 조절하고, 뇌파를 안정시키는 작업이 가능해진 것이다. 또한 면역 기능을 끌어 올릴 수도 있다. 이러한 가능성을 명상이 열고 있다.

명상이 의학적으로 지금처럼 광범위하게 응용되기 시작한 것은 마음챙김에 기반한 스트레스 완화 프로그램(Mindfulness based Stress Reduction Program: MBSR)이 기여한 바가 크다. 이 프로그램은 명상과 요가를 활용하는 심신수련법으로, 동양의 오랜 전통에서 전해져 오는 '마음챙김', 또는 '알아차림', 즉 온전히 깨어 자신의 마음을 알아차림으

Box 11 | 명상으로 달라지는 뇌

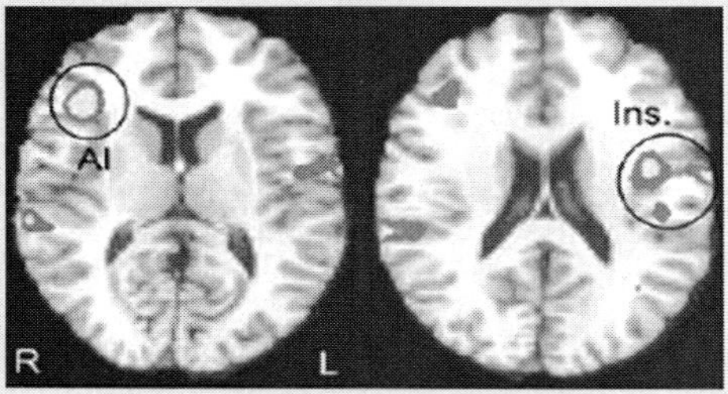

Lutz(2008). Regulation of Neural Circuitry of Emotion by Compassion Meditation; Effect of meditative Expertise. PLoS. 3(3): e1897

명상은 뇌파를 변화시킬 뿐 아니라, 단기적으로는 뇌의 혈류 변화를 시키고, 장기적으로 뇌의 기질에 변화를 준다.

- 뇌파의 변화: 뇌파를 전반적으로 느리게 한다.
- 뇌혈류의 변화: 특정부위의 뇌혈류가 증가하는데, 주로 감정 조절과 집중력 강화와 관련된 부위이다.
- 뇌 기질의 변화: 뇌실질의 변화도 일어난다. 이런 변화라면 기억력을 높이고 치매도 예방이 가능하다.

로써 가장 깊은 내면세계를 성찰하고 스트레스를 치유하고 대처할 수 있게 하는 방법을 현대인에게 쉽게 적용할 수 있도록 재개발한 것이다. 동양전통에 토대를 둔 MBSR은 미국의 메사추세츠대학 의과대학의 존 카밧진(John Kabat-Zinn) 교수가 25년 전부터 개발하여 미국과 유럽의 의료 현장에서 적용해 왔으며, 지금도 미국 유수의 대학 병원들이 환자의 치유에 활용하고 있는 대표적인 심신의학적 기법이다. MBSR은 명상을 일반인이 표준화된 교육을 통하여 받아들일 수 있도록 프로그램으로 제작하였다. 교육은 여러 단계와 요소로 구성되어 있고, 프로그램을 완수한 이후에는 개인의 취향에 따라 선택하여 지속적으로 수행할 수 있도록 만들었다. 그리고 병원에서 여러 환자를 대상으로 연구를 병행함으로써 과학적 근거를 확립했다. 이러한 노력으로 전세계적으로 보편적으로 활용되고 있다.

MBSR를 이용한 치료 프로그램은 여러 질환에 응용되고 있다. 특히 암 환자에 대한 연구 결과들이 많다. 암 환자는 면역력의 저하뿐만 아니라, 암으로 인한 불안이나 우울 등

Box 12 | MBSR 프로그램의 구성

공식 명상	명상 방법
호흡 명상	호흡에 집중하고, 호흡을 관찰하는 명상
정좌 명상 1	신체 감각을 중점적으로 관찰하는 명상
정좌 명상 2	냄새, 소리, 생각, 감정을 관찰하는 명상
바디 스캔	신체 부위를 순서적으로 관찰하고 심상화하는 명상
하타 요가	명상과 요가와 결합된 형태로 요가 동작이 포함된 명상
비공식 명상	
먹기 명상	먹는 것을 대상으로 하는 마음챙김 명상
걷기 명상	걷는 행위를 대상으로 하는 마음챙김 명상
자애 명상	자신의 내면에 있는 자애로움을 개발하는 명상
용서 명상	다른 사람에 대한 용서의 마음을 개발하는 명상

의 정서적 문제가 있고, 삶의 질이 떨어지며, 방사선치료나 수술 이후의 부작용이나, 통증의 문제가 있기 때문인데, 이 프로그램은 암환자들이 가지고 있는 이런 전반적인 문제의 개선에 핵심 역할을 하고 있다. 암과 같은 종합적인 질환에 효과가 검증되면서 이 프로그램의 적용은 점차 확대되어 다양한 질환에 포괄적으로 적용되고 있다.

| Box 13 | 강동경희대학교병원 암환자 명상 프로그램

입원 환자 프로그램 - 생활변화 단기 입원 프로그램

주제: 암환자가 정신종양학(psycho-oncology)의 이론에 의거하여 스트레스에 대하여 평가하고 이에 대한 대처방법을 개발하며 생활변화를 이룰 수 있도록 도와주는 교육 및 수련 프로그램

교육 및 내용

- 아침명상
- 스트레스에 대한 평가
- 마음과 몸의 관계에 대한 이해
- 마음 변화 훈련: – 이완훈련 / – 호흡법 / – 명상 / – 인지수정 및 정서 조절 훈련
- 삶에 대한 태도의 변화
  암 환자에게는 그들이 가지고 있는 불안, 우울감을 개선시키는 노력이 일차적으로 필요하다. 그런데 정작 중요한 것은 자신의 삶에 대한 철학적 사색을 할 기회를 주는 것이다. 이들은 삶과 죽음에 대한 진지한 고민을 하고 있으며, 죽음의 그늘에서 벗어나지 못하면 이들은 언제든지 힘든 상황에 빠지게 된다.

그런데 이 MBSR은 단일 프로그램에서 그치는 것이 아니라 다른 학문 분야의 치료 프로그램과 접목하여 진화를 하고 있다는 것이다. 심리학의 인지치료와 접목한 마음챙김을 기반으로 한 인지치료는 우울증 환자에게 적용되고, 점차 정신적 문제의 해결 범주를 넓혀 경계선 성격 장애와 같은 영역으로 치료를 확대해 가고 있다.

변증법적 행동치료(DBT: Dialectical Behavioral Therapy)는 수용과 변화를 주축으로 하는 경계선 성격장애 환자들을 위한 인지행동치료이다. 환자들의 혐오스런 감정이나 자신의 과거사, 그리고 현 상황을 그대로 수용하도록 격려하면서 더 나은 삶을 위해 행동과 환경들을 변화시키는 것을 돕는다.

통합적 부부행동치료(IBCT: Integrative Behavioral Couple Therapy)는 수용 중심 치료를 부부행동치료에 적용한 방법이다. 이제껏 부부행동치료가 배우자의 불만족스러운 면을 '변화'시키는 데 중점을 두었다면, 이 방법은 배우자의 생각이나 감정을 '수용'함에 초점을 맞춘다.

마음챙김명상에 기초한 인지치료(MBCT: Mindfulness-Based Cognitive Therapy)는 생각이나 감정 또는 감각을 변화시키기 보다는 있는 그대로 수용하여 온전히 경험함으로써 부정적 사고나 감정에 대한 메타인지적 태도를 기르는 것을 목표로 개발된 방법으로 우울증의 재발 방지에 효과적이다.

한의학에서는 명상과 같은 뿌리를 가지고 있는 기공이 있다. 또 여러 정신수양을 위한 양생법이 있다. 이런 방법들이 명상과 접목되어 새로운 방법들을 만들어 내고 있다. 특히 한의학에서는 '기'를 명상에 접목하고 있다. 실제 기를 느끼는 것이 쉽지 않은 상태에서 명상을 통하여 기를 느끼는 것을 수월하게 할 수 있다. '기와 함께하는 15분 명상' 역시 MBSR을 수련하면서 얻은 지혜가 포함되어 있다. 기공의 여러 동작과 방법은 명상을 더욱 심도 깊게 학습하는 데 도움이 되는데, 기공에서의 호흡법은 명상훈련에 있어서도 기본이 되는 것이고, 기를 느끼는 작업은 마음챙김의 도구로 활용되며, 기를 쌓는 것은 명상을 하면서 자신의 몸에서 나타나는 변화를 관찰하는 좋은 방법이 된다. 기공과 명상은 그 원류가 같기 때문에 어떤 한 방법을 익히고 나면, 다른 분야를 받아들이는 데도 그만큼 쉽다.

조금 깊이 읽기 **명상은 다양한 분야에서 활용이 된다**

흔히 명상은 마음의 수련으로 알려져 있다. 그래서 주로 마음을 안정시키고, 불안을 조절하는 데에 효과가 있는 것으로 알고 있다.

최근 명상은 다양한 분야에서 적용하고 있고, 전혀 생각하지 못했던 분야까지 그 영역이 확대되고 있다. 명상을 하는 사람이 예방 주사를 맞았을 때 면역반응이 높아졌다는 재미있는 연구도 있다. 이외에도 명상에 대한 효과는 다양한 분야에서 증명되고 있다.

호흡훈련이 혈압을 떨어뜨린다는 사실은 명상에 대한 연구 가운데 초기에 실행되었다. 교감신경을 안정시켜서 자연스럽게 혈압을 안정시키는 것이다. Grossman은 느리고 규칙적인 호흡훈련을 효과적으로 하기 위해 음악(BIM: Breathe with interactive Music)을 동원하였다. 혈압이 조절되지 않는 33명의 환자를 대상으로 BIM을 들으면서 매일 저녁 10분 호흡훈련을 하는 사람과 단지 고요한 음악을 듣는 사람과 비교하여 보았다. 이 연구는 8주 동안 진행되었는데, 호흡훈련을 한 사람은 12주가 지나면서 최고혈압이 170에서 145로, 최저 혈압은 110에서 92로 떨어졌다.

Grossman(2001). Breathing-control lowers blood pressure.
J Human Hypertention. 15: 263-269

횡격막 호흡훈련(복식호흡)은 이완, 스트레스 감소 효과가 있어 요가, 선(禪), 초월명상 등 여러 명상 훈련에서 활용하는 방법인데, 운동으로 유발한 산화 스트레스를 감소시킨다는 보고도 있다. Martarelli는 16명의 운동선수를 대상으로 체력을 고갈시키는 운동을 시행하였다. 이런 운동을 시키면, 몸에서는 산화 스트레스 작용으로 활성산소의 분비가 왕성하게 나타나고, 코티솔 분비가 급격하게 상승하게 된다. 이들에게 1시간의 횡격막 호흡을 동반한 이완을 하면서 조용한 곳에서 휴식을 취하게 되면, 같은 조용한 장소에서 그냥 휴식을 취한 집단에 비하여 산화 스트레스와 코티솔의 수준은 떨어지고, 멜라토닌 수준은 현저하게 높아짐을 볼 수 있었다. 호흡훈련이 항산화 효과를 가지고 있다는 것이다.

Martarelli(2009). Diaphragmatic Breathing Reduces
Exercise-induced Oxidative Stress. eCAM: 1-9

명상은 집중력을 높이는 목적으로도 활용된다. Moore는 명상을 하는 사람들이 심리적 유연성이 어느 정도인지를 알기 위한 실험을 진행하였다. 이를 위해 자가보고 마음챙김 정도와 인지적 유연성과 함께 주의 기능에 대한 평가가 시행되었다. 결과에서 주의 정도와 인지적 유연성은 명상 수행과 마음챙김 정도와 상관관계가 있는 것으로 나타났다. 명상 숙련자는 초보 명상자에 비하여 주의력 평가에서 현저하게 좋은 결과를 보였고, 자기보고 마음챙김 정도에서도 높은 점수를 보였다. 이런 결과는 명상을 통한 마음챙김이 주의력과 인지적 유연성을 상승시켜 정신의 조화와 웰빙에 기여할 수 있음을 보여준다. 집중력을 높이고 싶은 학생들에게는 주목할 만한 연구 결과이다.

Moore(2009). Meditation, mindfulness and cognitive flexibility. Consciousness & Cognition. 18: 176-186

03

명상은 어려운 것인가?

명상을 하기 어려운 사람들은 누구일까? 명상은 남자보다는 여자가 하기 쉬운 방법인가? 학생이나 직장인들은 명상을 할 시간이라도 있을까? 환자들은 몸도 힘든데 명상을 할 수 있나? 나이가 들어서 잘 따라가지 못한다면 어떨까?

명상을 배우는 것 자체는 어려움이 없다. 숨쉬기 운동을 배우는 것처럼 쉬울 것이다. 그렇지만 그것을 일상에서 유지하는 것은 결코 쉽지 않다. 운동이 좋다는 것을 누구나 다 알면서도 꾸준하게 실천하지 못하는 것과 비슷하다.

우리나라 사람들에게 명상은 도리어 너무 쉽다고 인식이 되어 명상을 배운다는 것을 대수롭지 않게 생각하는 경우가 많다. 또 명상을 따로 배우는 것에 대한 거부감을 갖기도 한다. 병원 현장에서 명상을 배우라고 하면 이미 역시 다 알고 있다고 이야기를 하는 사람도 있다. 병원에서 명상을 가르쳐 주는 것은 자원봉사자의 몫으로 생각하는 사람들도 있다.

어렵다면 어렵고, 쉽다면 쉬운 명상을 기초부터 한 가지씩 짚어보자. 내가 과연 할 수 있을지에 대해 아무런 편견 없이 알아보자. 명상을 하는 데는 기본이 되는 네 가지 기술이 있다. 여러분은 이 기술들을 따라할 수 있는지 검토해보아야 한다.

'집중'이라는 방법은 모든 방법 중에서 기본이 되는 방법이다. 외부의 대상에 대한 집중도 있을 수 있으며 내부, 특히 몸의 변화에 대한 집중을 할 수도 있다. 몸에 대한 집중은 몸에 대한 애정, 감사와도 관련이 많기 때문에 많이 활용되는 방법이다. 그렇지만 비교적 쉬운 외부에 집중하는 것부터 시작을 한다.

- 촛불을 앞에 켜 놓고 오로지 생각을 촛불에 몰두하는 것이다. 다른 생각을 없애면서 잠시라도 촛불에 집중할 수 있는가?
- 호흡을 하면서 숫자를 센다. 오로지 호흡과 숫자세기에만 집중하는데, 1에서 10까지 세고 다시 10에서 1까지 세는 것이 가능하다면 우선 성공이다.
- 자신감이 붙으면 자신의 느낌에 집중을 한다. 손바닥

이 따뜻한지, 찬지, 가려움은 있는지, 그저 손바닥 감각에만 집중해 본다.

'생각'은 어떤 대상에 대한 생각의 집중이기 때문에, 집중과 크게 다르지는 않다. 그렇지만 자신의 미래라든지, 하고자 하는 일과 같은 것을 떠올리는 것은 내용이 약간 다르다. 그런 생각을 이끌어 낼 수 있냐가 관건이다. 생각이 뇌를 잠시 속여 실제 있는 것 같은 느낌을 가져 본다.

- 내일 시험을 잘 볼 것이라고 생각하면서, 그 생각을 끌고 간다.
- 머릿속에 과일을 떠올리면서 입에 침이 고일 수 있는가? 직접 과일을 먹지 않았어도 과일을 먹은 것과 똑같은 반응이 몸에서 일어나는가?

'시각화'는 자신의 마음속에서 그린 것을 시각화하는 작업이다. 의학에서 가장 많이 활용하는 방법은 자신의 질병이나 문제를 그린 후에 그것이 없어지는 것을 그리는 방법이다. 머릿속에서 상상의 날개를 펼 수 있는 사람이라면 쉽다.

- 넓은 바다에서 파도가 치는 모습을 그려본다. 그리고 그 파도를 온몸으로 느껴본다. 시각·청각·촉각을 모두 이용하여 느낀다.
- 이제껏 다녀본 곳 중에서 가장 멋진 장면을 떠올려 본다. 그곳에서의 느낌을 3D·4D로 재현을 해 본다.

'경험'은 일상에서 명상을 하면서 겪게 되는 것이다. 특히 명상 도중 나타나는 오감의 느낌을 머릿속에 담아두는 것은 명상의 실력을 늘려가는 데 중요한 요소가 된다.

- 명상 도중에 심박동이 느려지면서 마음이 편안해졌다면 이 경험을 기억한다.
- 과거의 좋았던 기억을 떠올릴 수 있어야 한다. 행복했던 그 순간, 누구와 무엇을 하고 있는지를 그대로 떠올려 본다.

이런 네 가지 방법은 명상을 해나가면서 꾸준히 하면 점점 더 잘 되는 것을 느낄 수 있을 것이다.

위의 네 가지도 결코 만만하고 쉽지는 않을 것이다. 명상의 기본이기도 하지만, 명상의 최종 목표이기도 하기 때문에 되느냐 안 되느냐의 문제보다는 얼마만큼 빠른 시간에 깊이 그 상태로 도달하느냐가 관건이 된다.

명상에도 나이가 있다. 20대의 젊은이에게 30분간 아무런 동작을 취하지 않고 우두커니 있는 것은 고역일 수 있다. 그렇다고 그렇게 우두커니 있는 것을 5, 60대가 좋아한다는 것은 아니다. 명상은 종류가 많아서 그 연령대에 맞는 명상을 택하면 된다. 어느 것이 효과적이냐 보다는 어느 것이 나에게 맞느냐가 더 중요하다.

젊은 사람에게 명상은 결코 쉬운 작업이 아니다. 낮에

온양온천행 전철을 타고 있노라면, 연세 드신 분들을 흔히 보게 되는데, 표정에서 지루함과 갑갑함은 찾아볼 수 없다. 이런 분들에게 명상은 좋은 스트레스 해결법이다. 바로 옆의 대학생쯤 되는 학생들은 연신 졸거나, 휴대전화로 문자를 보내거나, DMB를 보거나, 몇몇은 책을 보는 등 무엇인가를 하고 있다. 아무 일 없이 시간을 보내는 이는 없는 듯하다. 이런 학생한테 명상을 가르칠 수 있을까?

그래서 다음과 같은 질문을 한다.

"전철을 타고 몇 정거장 정도를 아무 행동 없이 편안하게 앉아 있을 수 있는지요?"

"다섯 정거장 정도는 그렇게 할 수 있지요."

이런 대답을 한 사람이라면 명상을 배워도 할 수 있는 사람이다. 10분 정도를 아무 동작 없이 편안하게 앉아 있을 수 있다면, 최소한 명상의 맛을 볼 줄 알고, 또 훈련을 통하여 시간을 늘릴 수도 있다.

"세 정거장도 가기 어렵습니다. 어떻게 아무런 행동을 안 할 수가 있나요?"

이런 대답은 젊은 사람에게서 많이 나온다. 그런 사람이라면 스트레스를 풀어가는 방법으로 명상보다는 좀더 활동적인 것을 활용하는 것이 좋고, 또 명상을 배운다고 하여도 단기간에 마음을 안정시키는 방법을 배우는 것이 더 효과적일 것이다. 그렇지만 불안이나 초조 때문에 안절부절 못하여서 가만히 있지를 못한다면 명상이 도리어 필요한 사람이다.

명상을 치료의 방법으로 활용하는 입장에서도 명상이 젊은 사람에게는 그렇게 쉬운 방법이 아니라는 데 동의를 한다. 예전 사람들이 말하는 "다 나이가 들어야 알 수 있는 게 있어"라는 것들 중에 명상도 여기에 해당한다. 그렇지만 명상을 조금이라도 젊은 나이에 배우면 그 활용의 폭은 훨씬 넓어진다. 마음의 평안을 얻기 위한 것이 아니라 집중력을 키우는 목적으로도 명상은 활용되기 때문이다.

나이가 들수록 시간이 많고, 또 생각을 분산하는 사건의 개수도 줄게 되면 명상을 쉽게 성공적으로 할 수 있게 된다. 전철을 타고 온양온천을 향하는 노인들은 전철 타는 자체가 우선 재미있다. 시간에 쫓기는 것도 아니고, 그저 덜커덕 거리는 차 안에서 여기저기를 구경하는 것만으로 평안함을 느낀다. 지루함보다는 그 순간에 머물러 있는 것이다. 또 조금 뒤에 있을 따뜻한 온천물을 생각하기도 한다. 많은 생각이 복잡하게 오고 가는 것이 아니라 잠시 후의 미래에 생각을 머물게 할 수 있는 것이다.

물론 노인들에게 명상을 설명하는 것이 어려울 때도 있지만, 명상을 정말 열심히 따라오는 노인들이 있다. 노인복지관에서 '화를 다스리는 명상 훈련'이라는 주제로 명상 교육과 훈련을 한 적이 있다. 대부분 아주 간단한 방법을 배우지만 효과가 있다면 한두 가지 방법이라도 꾸준히 열심히 한다. 그렇기 때문에 더욱 뚜렷한 효과를 보게 되는 것이다.

가만히 앉아 있기도 힘든데, 어떻게 스스로 마음을 안정시킬 수 있느냐는 말은 암환자를 대상으로 하는 명상 프로그램에서 많이 듣는다. 그들은 최소한의 활동량을 가지고 수동적인 효과를 얻고자 하는데, 무엇인가 직접 움직여야 하고, 스스로 무엇인가 해나가야 한다는 점에서, 몸도 제대로 가누기 힘든 자신들에게 너무 많은 것을 요구한다고 생각한다. 그렇지만 암환자들의 명상 순응도는 매우 높은 편이다. 처음에는 하기 싫어하는 자세였으나, 명상이라는 방법이 그렇게 몸을 계속 움직이는 것도 아니고, 얼마든지 스스로 할 수 있다는 것을 이해한 이후에는 일반인들보다 더 적극적으로 참여를 한다. 이들에게는 절실함이 있다. 자신의 병을 극복하고, 삶을 고통 없이 이어나가려는 절박감이 강하다. 그렇기 때문에 방법을 조금 익혀 뛰어들기 시작하면 훨씬 적극적이게 된다.

명상이 아직은 실험적으로 진행되고 있지만, 학교 현장에서도 적용되고 있다. 특히 양기가 충만한 학생의 입장에서 가만히 앉아 있는 것이 결코 쉬운 것이 아니다. 그렇지만 정작 자신을 돌아볼 시간과 여유가 없는 이들에게 명상은 단비와 같은 역할을 하기도 한다.

개인적으로 하는 명상보다는 집단으로 하는 명상이 더욱 효과를 볼 수 있다. 일 대 일 훈련은 치료자와 치료를 받는 사람이 공감을 만들어 가는 과정이 일 대 일로 제한되어 있기 때문에 도리어 힘이 든다. 특히 자신이 어느 정도에 도달했는지에 대한 평가를 다른 사람들과 비교할 수 없기 때문에 더욱 힘이 든다. 그리고 이런 느낌이 맞는 것인지도 다른 경험자가 아니라 치료자에게 의존하기 때문에 치료자와의 관계에 절대적으로 의존하는 측면이 강하다. 그렇기 때문에 초보적으로 명상을 하는 사람들은 일 대 일 훈련보다는 집단 프로그램에서 명상을 배우는 것이 권장된다.

명상은 각 요인이나 방법에 따라 다양하게 구성되어 있다. 그렇기 때문에 자신에게 가장 잘 맞는, 그리고 자신에게 가장 필요한 것을 찾는다면 명상은 결코 어려운 작업이 아니고, 스스로 좋아서 실행할 수 있는 방법이 된다.

Box 14 | 명상을 하는 사람들의 약점과 강점

대 상	약 점	강 점
남자	결과만을 중요시하여 중도에 그만두는 경우가 많다.	효과를 한번 확인하고 나면 끝까지 밀고 나간다.
여자	너무 생각할 것들이 많다. 명상에 참여하여도 집안의 모든 문제로 복잡하다.	자신에 대한 관찰이 뛰어나기 때문에 증상과 마음에 집중하는 것을 잘한다.
학생 / 젊은이	시간에 쫓겨서 명상을 할 시간을 내지 못한다.	기감을 잘 느끼기 때문에 처음에는 집중하기 쉽다.
노인	명상의 여러 가지 방법을 소화하기 어렵다.	시간을 충분히 활용할 수가 있다.
환자	명상을 하기에 몸이 괴롭다.	효과를 보면, 그 방법을 꾸준하게 실천할 수 있으며, 절박한 마음으로 수련한다.

Tip 9 사람에 따라 다른 명상 공략법

명상은 종류도 많으며 활용하는 사람에 따라 적용을 할 수 있는 것도 다양하다.

① 학생, 청소년을 위한 명상: 기감 느끼기를 한다. 우선 자신의 느낌에 확신이 생겨야 하는데, 기감은 어릴수록 빠르게 느낄 수 있다. 집중력 강화를 위한 집중명상을 우선적으로 학습한다.
② 노인을 위한 명상: 여러 명상 가운데 가장 손쉽게 따라할 수 있는 방법을 배운다. 감각 깨우기 훈련이 처음에는 어렵지만, 익히고 나면 손발이 따뜻해지면서 효과를 볼 수 있기 때문에 손발이 찬 노인에게 유용하다.
③ 환자를 위한 명상: 자신의 질병을 고치고, 증상을 없애는 것이 가장 중요하다. 자신의 증상에 대하여 마음챙김하는 방법과 증상이 사라지는 것을 시각화하는 명상이 필요하다. 단 증상이나 질환에 적합한 명상을 찾아야 한다.

조금 깊이 읽기 명상을 싫어하는 학생들도 명상의 도움을 받는다

명상이라 하면 우선 고리타분하다는 생각이 든다. 또 명상을 위한 시간을 확보하기가 어렵고, 그렇게 멍하니 아무 것도 하지 않고 있기는 정말 힘들다. 이것은 학생들이 일반적으로 가지고 있는 생각이다. 그렇지만 만일 조금 시간을 내서 명상을 하다보면 시간이 아깝지 않을 정도의 효과를 거둘 수 있다.

학생들을 대상으로 명상을 시도하는 시범학교가 있다. 처음에는 일부 학생들에게만 특활시간을 통하여 시행되다가 이제는 전교생에게 적용을 하고 있다. 배우기 어렵다는 명상을 이제는 쉽게 스스로 할 수 있고, 명상을 통해 집중력을 높이고, 자신의 미래를 개척하는 학생들의 모습을 볼 수 있게 되었다.

광주의 한 사립 고교가 명상을 정규수업시간에 편성, 학생들의 스트레스를 해소하고 학습집중력을 높이는 것은 물론 진로에 대한 진지한 성찰을 하도록 하는 등의 효과를 얻고 있다. 고교생들이 심리적 불안, 목표의식 부재 등으로 혼란을 겪거나 소질·적성과 무관하게 대학에 진학하는 경우가 적지 않다는 점을 감안하면 주목할 만한 시도이다. 이 학교는 교육과학기술부의 공교육 활성화방안 중 하나인 '특색 있는 학교 만들기' 선도학교로 지정돼 올해 초부터 '명상과 상담을 통한 행복지수 높이기'를 추진한 결과 학생들로부터 큰 호응을 얻고 있다. 이 학교 지도 교사는 "불안한 마음을 안정시키고 공부에 집중하면서 자신이 좋아하는 일이 무엇인지를 찾는 데 명상이 도움이 된다는 연구결과를 바탕으로 명상을 정규수업에 도입하게 됐다"며 "명상은 과거나 미래로 가 있는 마음을 현재로 가져와서 효율적으로 공부할 수 있도록 안내자 역할을 한다"고 설명했다.

정규수업에 명상 편성, 학생들이 달라졌다.
문화일보. 2009. 11. 20

명상과 상담을 통한 행복지수 높이기 프로젝트로 명명된 이 작업은 1학년을 대상으로는 신체활동을 통한 알아차림 명상, 2·3학년을 대상으로는 마음챙김 명상을 통한 집중력 훈련으로 구성되어 있다. 정규시간 1시간을 내어 매주 시행된다고 한다.

고등학생들은 입시 스트레스로 인하여 불안이 항시 마음속에 있으면서 목표 설정에도 어려움을 겪고 있는데, 이를 극복하기 위한 '내면 여행'으로 '마음챙김 명상'을 한다. 이 수업은 명상의 효과 설명, 호흡 명상, 먹기 명상, 걷기 명상, 정좌 명상, 집중 명상 등의 명상 훈련과 명상일지 쓰기, 느낌·생각 나누기로 구성되어 있으며 마음의 안정, 집중력과 자신감의 향상을 목적으로 한다.

이렇게 명상을 통해서 얻은 안정된 마음과 '지금 여기'에 머물 수 있는 능력은 학교 행복하게 가기와 신나게 공부하기로 이어진다. 이때 진로 상담을 진행하면 목표의식을 스스로 가질 수 있고, 이를 통해 자신의 진로를 개척하고, 장애물을 헤쳐 나가게 된다. 그리고 최종적으로는 자신의 내면에 있는 상처를 치유하고 자존감을 높여 행복한 삶을 찾도록 도와준다고 한다.

박현주(2010). 고등학생의 행복추구를 위한 K-MBSR.
한국명상치유학회 춘계학술대회 발표

04

명상, 이것만은 알고 하자

명상은 분명 마음 수련적인 요소가 있다. 그렇기 때문에 우선 명상을 하겠다는 마음을 먹어야 한다. 지하철 다섯 정거장 정도 마음의 안정을 가진 상태에서 무엇인가에 집중할 수 있다는 생각 정도는 가지고 출발을 한다.

1) 목표 설정

명상을 시작할 때 어떤 목적을 갖는 것은 반드시 필요하다. 환자들이라면 자신의 증상 완화에 목표를 설정하면 된다. 학생이라면 집중력 강화를 목표로 할 수 있다. 그렇지만 그 목적이 현실적이지 못할 때는 명상의 목적을 달성

할 수 없으며, 도리어 부작용을 초래할 수도 있다. 명상은 고도의 정신 훈련이기 때문에 비현실감에 빠지는 것을 가장 주의해야 한다. 그렇기 때문에 철저하게 현실 감각을 유지하도록 해야 한다. 마음챙김의 명상에 있어서 '지금 여기'에 그대로 머물러 있는 것을 수행하는 것도 현실감을 유지하는 데 도움이 된다.

2) 명상 준비 자세

스트레칭은 명상을 하기 전에 우선적으로 시행한다. 이것은 명상을 통해 형성된 에너지가 인체 내에 골고루 전달이 될 수 있게 하기 위한 동작이다. 또한 명상 도중에 있을 근육의 경직을 미리 대비하는 측면이 있다. 따라서 몸이 굳어 있는 사람이라면 충분하게 스트레칭을 한 이후에 명상을 시도해야 한다. 특히 하지에 스트레칭을 많이 하는 이유는 명상 도중 하지는 움직이지 않기 때문이다.

3) 명상의 자세

명상의 자세가 한정된 것은 아니다. 명상을 설명하는 멘트에는 "앉아서 해도 좋고, 누워서 해도 좋습니다"라고는 하지만 그래도 기본 명상의 자세는 알아두고 연습을 해 보자.

서양사람들이 명상을 하는 모습을 보면 가관이 아니다.

다리를 쭉 펴고, 비스듬히 누워서, 푹신한 소파에서 등등, 우리와의 차이가 분명히 있다. 그래도 명색이 명상인데 우리는 어려서부터 익숙한 자세이기 때문에 좀더 잘할 수 있을 것 같다.

① 앉은 자세

오랜 시간 동안 앉아 있을 수 있는 자세로, 이 자세는 횡격막이 충분하게 이완되면서 척추가 곧은 자세로 호흡 훈련을 하기에 좋다.

명상시간에 어떤 자세가 가장 편안하냐고 질문을 하면 많은 사람들이 누워서, 벽에 기대서라고 대답을 한다. 그런데 정작 누워서 정신을 집중하고 있는 것이 쉬운 일이 아니다. 누워 있으면 자세는 편안하지만, 조금 지나면 졸음이 오고, 이 졸음을 쫓으려고 하면 잡생각이 들고, 졸음을 그대로 두면 그만 잠이 들고 만다. 그래서 누워서 명상을 하는 사람을 흔히 고수라고 한다. 편안한 상태에서 잡생각 없이 정신을 또렷하게 하는 것이 쉽지가 않기 때문이다. 명상 연습 가운데 보디 스캔이라는 방법이 있는데 45분 동안 누워서 신체 곳곳을 알아차림하는 방법으로 실제 45분간 깨어 있는 것이 쉬운 일이 아니다. 이때 잠이 많은 사람은 눕지 않고 앉거나 서서 하기도 한다.

Tip 10 명상의 앉는 자세

명상에 필요한 자세이다. 자세는 그 종류가 다양하지만 기본적인 자세를 연습한다.

① 쿠션에 앉도록 한다. 오랜 시간 앉아야 하는 경우에는 더욱 그렇다. 그리고 무릎이 충분히 바닥에 닿을 수 있어야 한다. 그런 자세를 취해야 허리가 곧게 펴진다.
② 가부좌를 할 수 있다면, 반가부좌에서 시작하여 온가부좌로 넘어갈 수 있으면 좋다. 그래서 발등이 바닥에 닿을 수 있으면 이상적이다.
③ 어깨는 평형을 지키면서 이완해야 된다. 어깨의 경직은 명상 자세를 흩트려 놓기 쉽다.
④ 턱은 바닥과 평형을 이루도록 하며, 가볍게 당겨 준다.
⑤ 눈은 편안하게 뜬 상태로 3m 전방의 바닥을 보는 느낌을 유지한다.
⑥ 혀는 입천장에 살짝 붙는 느낌을 가지고, 입술과 치아는 가볍게 다물며 꽉 물지는 않는다.
⑦ 처음에는 코로 숨을 들이마시고, 입으로 내쉬고, 숙달이 되면 코로 들이마시고 내쉰다.
⑧ 두 손을 가볍게 포개고 배꼽 아래 단전 부위에 둔다. 각각의 손을 가볍게 무릎 위에 올려 놓아도 좋다.

② 누운 자세

완전하게 편안한 자세를 목표로 한다. 손과 발을 몸에서 적절히 띄운 상태이다. 조금만 집중을 놓치면 바로 잠이 들기 때문에 초보자에게는 도리어 힘들다.

③ 선 자세

명상과 기공이 접목된 자세이다. 기공에서는 마보참장공이라 하여 기를 저축하는 자세가 있는데, 우두커니 서 있으면서 무릎을 약간 구부린 자세로 기감을 잘 느낄 수 있는 자세이다. 또한 다리가 떨리기 시작하면 다른 잡생각을 할 겨를 없이 오로지 자신의 몸에만 집중할 수 있다.

Box 15 | 명상 자세

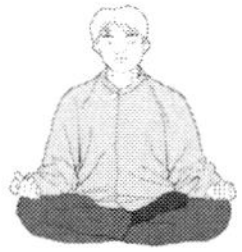

• 앉은 자세
허리와 척추는 똑바로 편다.
가슴을 활짝 펼친다.
손은 무릎 위에 얹고 손바닥이 위를 향한다.
다리는 가부좌 자세를 취한다.

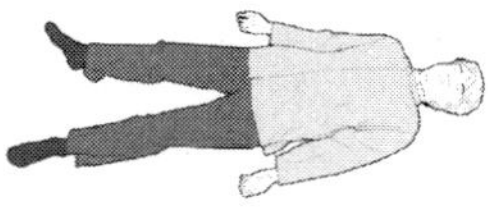

• 누운 자세
똑바로 눕는다.
발은 한 발 크기만큼 자연스럽게 벌린다.
손은 어깨가 붙지 않도록 띄워준다.
손바닥은 위를 향한다.

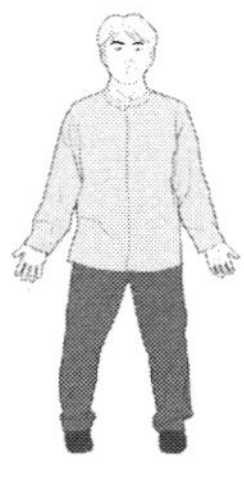

• 선 자세
똑바로 선다.
발은 어깨 넓이로 벌린다.
발은 약간 안으로 넣는 기분을 가지면서 수평이 되도록 한다.
손은 가지런히 내려놓고 손바닥은 앞을 향한다.

명상자세는 기본적으로 얼마나 오랜 기간 동안 안정된 자세를 유지하느냐가 관건이다. 누운 자세가 가장 편안하다고 생각할 수 있지만, 그 자세를 계속 유지하는 것이 결코 쉬운 것이 아니다. 누워서 10분을 지속하는 것은 명상에 완전히 익숙한 사람이나 가능하다. 눕는 것보다 앉거나 서서 하는 것이 더 쉽다고 하는 사람들이 많다.

4) 명상의 마음가짐

명상을 하는 데는 두 가지 마음이 필요하다. 마음을 비우는 것과 어떤 특정한 대상에 집중하는 것이 그것이다. 이 두 가지 마음가짐은 어떤 의미에서는 정반대에 가깝다. 그렇지만 명상을 연습하다보면 이 두 가지는 절묘하게 결합됨을 알 수 있다. MBSR을 만든 카밧진은 마음챙김명상의 7가지 태도를 지킬 것을 권고한다.

Box 16 명상수칙(카밧진이 제시하는 마음챙김 명상의 태도)

판단하지 마라	생각을 쫓아가거나 생각에 따라 행동하지 말고 조용히 바라만 보라.
인내심을 가져라	모든 일은 나름의 시간이 지나면 저절로 해결된다는 것을 깨닫자.
초심을 유지하라	모든 일을 할 때에는 처음 할 때와 같은 마음 자세를 끝까지 지속한다.
믿음을 가져라	자신에 대한 책임감을 가지고, 스스로의 소리

	에 귀를 기울이며, 자기의 존재를 믿는다.
애쓰지 마라	매사 무슨 일이 일어나든 오직 그것에만 마음을 두고 억지로 무리하지 않는다.
수용하라	어떤 느낌, 생각, 견해에 관하여 강요하는 태도를 털어내고 그대로 받아들인다.
내려놓아라	자신의 체험을 평가하는 것에 매달리지 말고 그냥 관찰하라.

5) 명상을 위한 시간과 공간의 확보

어떻게 15분의 자유시간을 낼 수 있느냐고 질문을 하는 사람들이 있다. 그런데 정작 이런 사람들이 잠들기 전 30분은 뒤척거려야 겨우 잠이 든다고 한다. 하루 종일 일상에 바쁘다는 사람이 화장실에서는 5분 이상 자리를 차지하고 있다. 출근하면서 지하철로 이동하기 30분, 걷기 15분을 매일하고 있는 사람이 있다. 찾아보면 자투리 시간은 얼마든지 있다.

명상을 하기에 적합한 장소를 선택하는 것은 명상을 하는 마음의 시작이다. 또한 같은 시간, 같은 장소에서 명상을 한다는 것은 그만큼 자신에 친숙하여 쉽게 명상상태로 들어갈 수 있게 만들어 준다. 이렇게 반복을 하다보면 그곳에는 일정한 에너지의 흐름이 있게 되고, 그것을 잘 활용하는 것이 필요하다. 장소를 선택할 경우에 우선적으로 고려해야 할 사항이 답답하지 않아야 한다는 것이다. 안정된 곳을 찾다가 밀폐된 공간을 찾기도 하지만, 우리의 목표가 은둔이 아닌 이상, 답답한 곳은 피하는 것이 좋다. 그리고 가능하면 햇볕이 잘 드는 곳이 좋다. 자연의 변화를 볼 수 있는 곳이라면 더할 나위 없이 좋다.

혼자만의 공간이 있는 사람이라면 명상을 하기에 100%의 조건을 갖추고 있는 것이다. 자신의 공간을 명상의 공간으로 삼을 수 있다면 얼마나 훌륭한 일인가. 자신의 공간에 자신에게 맞는 명상 도구들을 진열해 놓으면 더욱 좋다.

6) 명상 도구

각각의 명상 방법에 따라 필요한 도구를 활용할 수 있다. 묵주와 벨 같은 것이 명상을 위한 도구로 많이 활용된다. 그것은 명상 시간을 정하기도 하고, 명상에서 흐트러지기 쉬운 정신 상태를 올바르게 유지하기 위한 도구로 활용된다. 제단이라고 하면 종교적인 느낌이 들어 거부감이 있는 사람도 있을 수 있지만 명상을 위한 'altar(제단)'은 자신이 집중할 수 있고, 그것을 보고 있노라면 마음이 편안해지는 대상물을 올려 놓는 곳이라고 생각하면 된다.

7) 명상 시 나타날 수 있는 부작용

명상은 자세를 고정시켜 장기간 유지하는 경우가 많기

때문에 명상 도중 저림이나 통증이 유발되기 쉽다. 그렇기 때문에 명상 전에 충분하게 스트레칭을 하여 명상 도중 발생하는 문제점을 사전에 차단하도록 한다.

명상을 하면서 깊은 의식 세계에 들어가다 보면, 현실과 다른 세계에 빠질 수 있다. 그렇기 때문에 명상을 하면서 비현실적 생각이 들면, 호흡에 집중하거나, 현재 몸에서 나타나고 있는 증상이나 느낌을 알아차림의 도구로 삼아 현실로 돌아온다.

그럼에도 불구하고 명상 도중에 나타나는 예기치 않은 상황이나 두려움, 혹은 비현실적 사고 등이 있으면 명상 전문가에게 자문을 구하도록 한다.

8) 명상 체험

(1) 첫 번째 명상 시도(호흡 명상)

① 먼저 가부좌 자세를 한다. 방석을 이용하여 엉덩이 부위를 약간 올리면 훨씬 편안하다. 허리는 곧게 세우고, 어깨는 편안하게 하며, 턱은 바닥과 평행을 유지하고, 눈은 3m 전방의 아래를 본다.

② 코로 호흡을 하는데 가슴호흡보다는 복식호흡을 하도록 한다. 자세를 점검하고 긴장된 부위가 있다면 충분히 이완을 시킨다. 코로 호흡하는 것이 불편하면 코로 숨을 들이쉬고, 입으로 내쉬는 방법을 활용

한다. 복식호흡이 처음에는 힘이 들겠지만, 숨을 내쉬면서 배를 약간 집어 넣는다고 생각하며 손으로 가볍게 눌러 주면 된다. 이 동작을 반복하면 복식호흡이 자연스러워진다.

③ 숨을 쉴 때마다 숫자를 센다. 1에서 시작하여 10이 지나면 다시 처음으로 돌아간다. 잡생각이 명상을 방해하면, 단지 '잡념이 있구나' 하고 다시 호흡에 맞춰 숫자를 센다. 잡생각은 당연하게 일어날 수 있다. '그저 잡생각이다'라고 넘어가며, 그것이 힘들면 심호흡을 하여 환기 후에 다시 명상 호흡으로 돌아온다.

④ 10분 정도를 한 후에 이번 명상을 끝내도록 한다. 일반적으로 1호흡에 5초 이상이 소요된다. 그렇기 때문에 10번의 호흡을 하게 되면 1분이 거의 다 된다. 대략 100까지의 숫자 셈 작업으로 10분 정도의 명상을 할 수 있다.

(2) 두 번째 명상 시도(만트라 명상)

① 명상의 자세로 앉는다. 조용하고 남들로부터 방해를 받지 않은 개인적 공간이 필요하다.

② 2~3분 정도 숨을 깊이 쉬면서 마음을 맑게 한다. 그리고 만트라, 예를 들어 '옴'을 느리고 조용하게 암송한다. 잡생각이 들수록 암송의 만트라에 집중을

한다.

③ 만트라를 반복하면서 이 단어가 모든 생물체에 영향을 미치고, 그들이 고통으로부터 벗어나는 것을 시각화한다. 거기에 나를 포함시켜 편안한 마음을 갖는다.

④ 조용히 앉아서 2분 정도 자신의 숨에 집중하면서 명상을 끝낸다.

이 명상은 자신에게 맞는 만트라(단어)를 찾는 것이 중요하다. 그렇지만 만트라를 줄 스승을 만나지 못한다면, 자신에게 가장 필요한 덕목을 만트라로 하여 암송을 하면 된다. ‘사랑’, ‘평화’, ‘안정’ 등이 일반적으로 활용할 수 있는 방법이다. 또 호흡법과 결합을 하여 “나를” 하면서 숨을 들이마시고, “사랑한다” 하면서 숨을 내쉬는 방법을 활용하기도 한다. 중요한 것은 동일한 단어를 반복함으로써, 그 단어의 의미를 깨달아 가는 과정에서 자신의 에너지를 키워나가는 것이다. 암과 같이 질환이 있는 사람은 질병으로부터의 치유를 주제로 단어를 선정해도 좋다. “나는 치유된다”와 같은 말이나, “나는 …를 용서한다”와 같은 내용을 가지고 암송을 하면 된다.

(3) 세 번째 명상 시도(촛불 명상)

불꽃이나 촛불은 인간이 가지고 있는 근본의 마음을 자

극한다. 그것은 어두운 곳에서 우리를 밝히는 것으로, 마음의 안정과 평안을 찾게 해준다. 또한 주위의 어두운 곳에서 빛나기 때문에 마음을 집중하기 위한 명상의 도구로 활용된다. 냄새가 나지 않는 순수한 밀랍 초를 사용한다.

① 초로부터 약 1m 정도 떨어진 곳의 눈높이에 촛불을 두고 앉는다. 방 안의 다른 빛은 줄인다. 그리고 주위에 어른거리는 것이 없도록 한다.
② 호흡법을 시행하여 각성을 하도록 한다.
③ 촛불의 흔들림에 집중하여 마음속의 모든 생각을 비운다. 각각의 호흡마다 촛불의 밝고 따뜻한 감각으로 마음속에 있는 낮 동안의 공포, 불안 또는 불안정을 사라지게 한다. 다른 생각이 집중을 방해하면, 앞에 있는 촛불에 집중한다.
④ 이와 같은 명상을 10에서 15분 정도 실시한다.

(4) 네 번째 명상 시도(심장을 통한 자애 명상)

맥박을 확인하면서 자신의 몸에 대한 각성을 강화하는 방법도 있다. 이 방법은 자신의 몸에 각성을 키워나가면서, 자신의 몸에 대한 감사와 현재의 자신의 모습에 대하여 용기를 주는 목적으로 시행한다.

① 1주일에 한 번 20분 정도 주위의 간섭을 받지 않는

곳에서 명상을 한다.

② 명상을 시작하면서 우선 호흡에 집중을 한다. 호흡과 맥박은 밀접한 관련이 있기 때문에 우선 자신의 호흡에 집중해야 한다.

③ 신체 중 맥을 잴 곳을 선택해 손가락이나 손바닥으로 맥을 잰다. 가슴부위나 목, 손목에서 맥을 잡을 수 있다. 그리고 그 곳에 집중한다.

④ 집중해서 얻는 각성을 모든 정맥과 동맥으로 확대해 본다. 심장 혈관을 따라 심장으로부터 몸 전체에 퍼지는 혈액의 순환을 느껴 본다. 그리고 천천히 맥을 잰 부위에 집중한다.

⑤ 이토록 놀라운 우리의 몸과 심장에 대하여 감사를 표현한다. 그리고 이것에 매일매일 신뢰를 가진다. 여러분이 할 수 있는 한 자신의 몸에 대하여 감사와 주의를 갖는다.

몸에 대한 명상 가운데, 심장을 느끼는 방법은 가장 쉽기도 하지만, 가장 근본적인 방법이다. 심장은 우리 몸에서 가장 중요한 부위로 단 몇 분도 멈추지 않고 지속적으로 우리의 생명을 유지하기 위하여 움직인다. 이러한 움직임에 대한 느낌을 가지고 또 그러한 느낌에 감사를 표할 수 있어야 한다. 주의와 감사의 마음은 심장에게 그대로 전달이 되고, 또 그 심장은 반응한다.

조금 깊이 읽기 목적을 달리하는 명상

명상은 여러 가지 목적을 가지고 시행되며, 그 목적에 따라 명상의 기법에 약간의 차이가 있다. 그렇지만 명상의 기본을 익혔다면 여러 가지 명상의 응용은 어렵지 않다.

① 안정과 집중을 위한 명상
- 호흡을 관찰하는 명상
- 구름, 풍경을 떠올리며 마음의 움직임을 관찰하는 명상
- 활동하기 전 집중을 위한 교대 호흡
- 촛불이나 폭포를 보면서 마음을 안정시키는 명상
- 주문암송, 종교적 음악이나 소리를 통한 영적 명상
- 아침과 저녁 기운을 느끼면서 하루를 시작하고 끝내는 명상
- 지구의 평화를 기리는 명상
- 종교 서적을 읽거나 기도하면서 하는 집중 명상

② 일상에서 마음챙김을 하기 위한 명상
- 반 정도 찬 물컵을 보면서 부족한가 충분하가를 생각하는 명상
- 자신의 몸의 느낌을 관찰하는 보디 스캔 명상
- 대상에 대한 자신의 생각과 태도를 관찰하는 명상
- 음식 맛을 충분히 느끼면서 먹는 감각을 극대화하는 먹기 명상
- 자신의 심장 박동을 측정하면서 심장을 관찰하는 명상
- 삶의 순간순간을 관찰하는 명상
- 내가 원하는 것이 무엇인지를 관찰하고 알아차림 하는 쇼핑 명상

③ 몸과 마음 그리고 영성을 치유하기 위한 명상

- 자신을 힘들게 하는 것들을 적은 종이를 태우는 정화 명상
- 스스로 달콤한 꿈을 꾸면서 잠을 청하는 명상
- 분노할 때 상대방이 틀린 게 아니라 다르다는 것을 깨닫는 명상
- 자신의 몸을 감로주로 씻어주는 것을 상상하는 명상
- 불편한 곳을 찾고 이곳에 집중하고 변화를 관찰하는 보디 스캔
- 자신의 내면에 있는 미소를 짓는 명상

④ 움직임을 통한 명상

- 달리기를 하면서 몸에서 움직이는 에너지를 느끼는 명상
- 잡초를 제거하거나 청소를 하면서 부정적 생각을 지우는 명상
- 걷는 동작을 하면서 발바닥과 전신의 느낌에 집중하는 명상
- 춤을 추거나 빙빙 돌면서 자신의 몸의 에너지를 느끼는 명상
- 요가를 하면서 동작의 변화마다 느껴지는 감각에 집중하는 명상

⑤ 사랑과 자애심을 키우기 위한 명상

- 더럽고 나쁜 기운을 받아 마시고 내 몸에서 정화하여 맑고 좋은 기운을 내보낸다고 상

상하면서 하는 통렌(tonglen) 호흡법

- 자신의 분함과 억울함으로 내보내고, 상대방을 용서하는 명상
- 자신의 부끄러움과 낮은 자존감이라도 스스로 사랑하는

명상

- 가슴에 손을 대고 사랑과 자애가 넘치는 자신을 관찰하는 명상

⑥ 문제를 풀기 위한 명상

- '위기는 곧 기회다'라는 것을 깨닫는 명상
- 장기간 무작정 걸으면서 문제 해결을 시도하는 명상
- 앞에 거울을 두고 문제 해결을 바라는 마음을 가지고 하는 명상

⑦ 꿈을 실현하기 위한 명상

- 자신의 이상으로 생각하는 곳을 떠올리는 명상
- 자신의 소울메이트를 만들어서 같이 대화를 나누는 명상
- 현 단계에서 한 단계를 뛰어넘는 것을 떠올리는 명상
- 앞으로 어떤 일이 펼쳐질지에 대한 미래 지도를 그려보는 명상

⑧ 신과의 연결을 위한 명상

- 종교적 장소를 찾아서 하는 명상
- 종교의 교리를 떠올리면서 하는 명상
- 종교의 행위 즉 기도나 절을 하면서 하는 명상

Gauding(2005). The Meditation Bible. A Godsfield Book

05

지금 여기에 머물러 있기

명상 가운데 특히 마음챙김 명상은 '지금 여기에 머물러 있기'를 목표로 설정하고 있다.

잠시 휴대폰을 끄고, 지금 여기에 머물 수 있을까?

명상은 현재시점이다. '지금' 그리고 '여기'에.

제주도의 올레길이나 지리산의 둘레길을 걷는 사람들에게 그 길을 가는 이유를 묻는다면 어떤 대답을 들을까?

으레 등산이라고 하면 정상을 오른다는 것이 목표인데, 산책이나 걷기는 기실 특별한 목적이 있는 것은 아니다. 무조건 걷는다고 말을 해도 틀리지는 않는다. 그렇게 무조건 걷는 행위는 명상적 행위와도 유사하다. 그리고, 등산의 결과물로 얻는 정상정복이라는 기쁨과 보람을 얻는 것이 아니라, 그저 걷고 있는 상태에 충실하는 것이다.

독서 삼매와 같이 어떤 행위에 푹 빠져 있는 것을 삼매경이라 한다. 외부의 자극에는 전혀 신경을 쓰지 않고, 오로지 그곳에 머물러 있는 것이다. 비록 4D니 3D니 하는 것이 아니라고 하더라도 영화에 푹 빠져 있으면, 마치 내가 그 영화 속의 한 장면에 있는 것과 같은 느낌이다. 뇌가 현실과 영화를 구분하지 못하는 순간이다.

제눈에 안경, 콩깍지에 싸인 연인들을 보노라면, 나도 저런 시절이 있었을까 싶겠지만, 그 순간을 돌아보면, 푹 빠져 있었다는 생각이 든다. 당시의 그 순간을 떠올릴 수 있다면 비록 지금 힘든 상황이라 하더라도 다시 원상태로 회복할 수 있다. 과거의 '지금 그리고 여기에'를 현재 장면으로 끌어올 수 있기 때문이다.

야구나 탁구 선수의 이야기를 듣다보면, 경기가 잘 되는 날은 야구공의 실밥이 보이고, 탁구공이 테니스공처럼 커 보인다고 한다. 그 공 이외의 다른 것은 눈에 들어오지 않고 오로지 그 공에만 머물러 있는 것이다. 물론 그날의 성적은 최고이다. 시험을 보다가 집중력이 좋은 날은 정답이 마치 손을 들고 "저요 저요" 하는 것 같은 경험도 여기에 해당된다.

음악회에서 나에게 감흥을 주는 음악을 듣거나 미술관에서 마음을 진동시키는 작품 앞에 서 있다면, 잠시 얼어붙은 느낌을 받을 수 있다. 작품에 푹 빠지면, 마냥 그곳에 머물러 있고 싶어진다.

이런 상태를 의도적으로 만드는 것이 쉬운 일은 아니다. 그런 감동은 도리어 우연하게 찾아오는 경우가 많다.

명상의 경우도 비슷한 경험을 할 수 있다. 아주 잘 되는 경우가 있는가 하면 실패에 가깝다는 느낌을 받을 수도 있다. 그렇지만 몇 차례의 좋은 경험은 사람을 그렇게 인도하게 한다. '지금 여기'에 머무는 기술을 익히면, 의도적으로 '지금 여기'에 가깝게 가게 된다. 이런 경지가 되면 시간 가는 것을 느끼지 못한다.

우연히 일어나는 것이 아니라 지금 여기에 머물러 있는 것으로 가는 방법을 찾아보자. 이것 역시 훈련을 하면 도달할 수 있다.

처음부터 지금 여기로 가는 것은 쉬운 작업이 아니다. 우선은 대상을 둔 집중에서 시작을 한다. 특정 대상 한 가지에 머무는 연습을 해 보라. 향을 피워놓고 그 향을 계속해서 지켜보는 것도 한 예이다.

그리고 지속해서 변화하는 것에 집중을 한다. 호흡에 집중하는 것이다. 호흡은 들숨과 날숨으로 구성되어 있고, 그 감각이나 공기의 흐름에 집중을 하는 것이다.

그리고 이제는 관찰을 한다. 마음과 몸을 오픈한 상태에서 느껴지는 모든 것을 그대로 받아들이는 것이다. 가장 쉬운 것은 우리 몸에서 느껴지는 보고, 듣고, 만지고, 냄새맡

Tip 11 산길을 눈감고 걸으며 마음챙김하기

'지금 여기'를 체험하기 좋은 방법이다. 우선은 걷기에 무난한 길을 선택한다. 중간에 부딪치는 것이 없고 비교적 평평한 곳을 고른다. 가급적이면 주위 환경에 변화가 있는 곳이 좋다. 옆에 개울물이 흐르고, 새소리가 들리는 곳이라면 이상적이다. 우선 한 사람은 손수건으로 눈을 가려서 앞이 보이지 않게 하고, 다른 사람은 눈을 가린 사람이 길을 잃거나 부딪쳐서 다치지 않도록 옆에서 인도를 한다. 그렇지만 '앞에 무엇이 있다', '왼쪽으로 피해라'와 같이 인도할 필요는 없다. 눈을 가린 사람이 스스로 길을 걷는다. 아무 것도 보이지 않는 상태에서 몸에 있는 모든 다른 감각 기관을 이용하여 걷는 것이다. 우선 내딛는 발바닥에 모든 감각을 집중해야 한다. 더 없이 조심스럽게 한 발씩 내디디며 앞으로 나아간다. 옆에 흐르는 개울물 소리가 졸졸 흐르는 그저 그런 개울물 소리가 아닌, 마치 나를 덮칠 것 같은 폭포 소리처럼 들리기도 한다. 이렇게 처음에는 불안감으로 가득했던 한 발 한 발이 시간이 지나면 조금은 여유로우면서도, 주의를 계속 붙들어 매고 걷는 걸음을 걸을 수 있게 된다.

는 행위이다.

마음이 드는 곳이 있다면 무작정 머물러 보도록 한다. 여행을 다니다 만나는 풍경과 사람들이 있지만, 우리는 다음 일정 때문에 애써 그곳을 피한다. 이렇게 시간에 쫓겨서, 그리고 무엇인가 조금 더 봐야 한다는 강박에 빠져서 헤매다 보면 건진 것이 없는 여행이 되기 십상이다. 이런 여행에 '지금 여기에 머물러 있기' 명상 기법을 사용한다. 예상치 못한 낯선 그곳에서 마음에 와 닿는 풍경을 만난다. 그곳에서 마음은 푸근해지고, 또 왠지 예전에 어느 시대인가 여기에 있었다는 생각이 든다. 그렇다면 그곳에 머물러 본다. 굳이 전생을 이야기하지 않더라도 자신의 내면을 돌아볼 수 있는 좋은 기회가 된다. 최소한 '지금 여기'에서 마음챙김 명상은 할 수 있다.

우리는 우리 몸에 대한 자각을 통해 '지금 여기에 머물러 있기'를 할 수 있다. 이 방법은 자신의 몸에 대한 각성을 키워감으로써 몸과 마음의 균형을 향상시키고, 신체적인 증상과 정신적인 증상 사이의 관련성을 드러내는 목적으로 시행을 한다. 발가락에서부터 시작하여 머리 꼭대기까지 천천히 조사(Scan)를 한다. 그리고 조사를 통하여 신체적인 감각이나 긴장된 부위를 관찰한다.

① 쿠션이나 의자에 앉고 가급적 허리를 편 상태에서 이완을 하고, 마음을 안정시키고, 자신의 숨을 관찰하면서 명상을 시작한다.

② 생각의 집중을 호흡에서 신체의 다른 부위로 옮긴다. 목이나 무릎같이 감각을 쉽게 느낄 수 있는 한 점을 선택하고 그곳에 자신의 의식을 집중한다. 그곳에 느껴지는 다른 감각을 혼합한다. 그 감각이 좋은 감각

이든 그렇지 않든 어떤 판단을 하지 않은 상태에서 관찰을 한다.

③ 딱딱한 느낌, 열이 나는 느낌, 따가운 느낌 같은 것이 있는지 관찰한다. 그리고 이러한 감각에 여러 다른 감각들이 섞여서 나타나는 것을 관찰한다. 시간이 지나면서 이 감각이 어떻게 변하는지를 보면서 이 부위에 의식을 유지한다. 만일 다른 생각이 간섭을 한다면 다시 그 부위에 집중한다.

④ 원한다면 신체의 다른 부위로 집중을 옮기면서 같은 훈련을 반복한다. 명상을 끝낸 이후에는 자신의 몸에 대한 이러한 마음챙김을 일상생활에까지 옮겨 본다.

이 명상은 신체에 대한 마음 집중에서 시작하여 일상에서 벌어지는 다양한 사건이나 감정, 몸과 마음의 변화에 의식을 계속 이어가는 방법으로 현대 명상에서 가장 많이 활용하는 명상법의 하나로 활용되고 있다.

조금 깊이 읽기 MBSR 마음챙김 명상의 효과

마음챙김에 기반을 둔 스트레스 완화 프로그램(MBSR)은 전세계적으로 가장 보편적인 명상으로 활용되며, 다양한 분야에서 매년 엄청난 양의 결과물들이 나온다. MBSR의 연구

가운데 집중된 것은 암과 관련된 연구이다. 이러한 연구 가운데는 마음의 건강에 도움을 주어 활력을 가져왔다는 내용뿐 아니라, 면역기능 강화 등 신체적인 변화를 통해 암의 치료에 도움을 주었다는 보고들도 많다.

유방암 생존자들은 정신적으로 높은 스트레스, 불안, 우울, 재발에 대한 공포와 신체적 증상(통증, 피로, 불면 등)이 있는 경우가 많아 삶의 질이 저하되어 있다. Lengacher는 18개월 이내의 수술, 방사선, 화학치료를 받은 84명의 유방암 생존자들을 모집하여 무작위 연구를 시행하였다. 지원자들은 스트레스 상황이나 증상에서 스스로를 조절하고 알아차릴 수 있게 디자인된 6주 간의 MBSR 프로그램 그룹이나 일반 간호 그룹으로 배정되었다. 6주 이후 정신적인 상태(우울, 불안, 스트레스, 재발에 대한 공포, 낙천성, 사회적 지지)와 정신적·신체적 삶의 질을 평가할 수 있는 척도를 통해 두 그룹을 비교하였다. 그런데 일반적 간호에 비교하여 MBSR을 받은 환자들은 유의하게 낮은 정도의 우울, 불안, 재발에 대한 공포를 보였으며, 고조된 에너지, 신체적 기능, 신체적 역할 기능의 측면에서 유의하게 높은 것으로 나타났다. 층화분석에서 MBSR에 도리어 불만이 많았던 대상자들이 더 높은 에너지와 신체적 기능의 향상을 경험하는 것으로 나타났다. 결국 유방암 생존자들에게 MBSR 프로그램은 스트레스 증상과 삶의 질의 개선을 가져올 수 있었다.

Lengacher(2009). Randomized controlled trial of mindfulness-based stress reduction(MBSR) for survivors of brest cancer. Psycho-oncology. 18(12): 1261-72

Carlson은 유방암과 전립선암 초기 환자들을 대상으로 MBSR 프로그램이 삶의 질, 스트레스 증상과 함께, 기분과 내분비, 면역, 자율신경계 변수들에서 어떤 효과를 미치는지를 조사하였다. 49명의 유방암 환자와 10명의 전립선암 환자들이 이완, 명상, 요가, 가정훈련을 포함한 8주간의 MBSR 프로그램에 등록하였다. 인구학적 특성, 건강 행동, 삶의 질, 기분, 스트레스 증상, 타액 코티졸, 면역세포 수, 세포 내 사이토카인, 혈압, 심박 수가 프로그램 전과 후를 비교한 것뿐만 아니라, 6개월, 12개월의 추적조사를 시행하였다. 코티졸 수치는 추적조사 기간 동안 규칙적으로 감소하였고, 면역 패턴에서는 1년간 지속적인 Th1 사이토카인의 감소가 나타났다. 수축기 혈압은 프로그램 전보다 후에 감소하였다. 이러한 내용을 종합해 보면 MBSR 프로그램의 참여자들은 삶의 질이 증가하고 스트레스 증상이 감소한다는 것과 함께 실제로 코티졸과 면역 패턴 등 신체적인 변화도 가져오는 것으로 나타나 암을 이겨낼 수 있는 몸과 마음의 건강에 도움을 줄 수 있음을 증명했다.

Carlson(2007). One year pre-post intervention follow-up of psychological, immune, endocrine and blood pressure outcomes of MBSR in breast and prostate cancer outpatients. Brain Behavior and Immunity. 21: 1038-49

06

명상을 일상생활에서

명상을 숲 속 깊은 곳, 좋은 경치가 있는 곳, 조용한 곳으로 한정하여야 할 필요는 없다. 명상의 기본을 조합해서 활용한다면 평소의 생활을 그대로 유지하면서 할 수도 있다.

명상이 일상생활에서 익숙해지기 위해서는 명상의 마음가짐, 즉 특정 대상에 집중하기와 지금 여기에 머무르기를 가지도록 노력해야 하다. 특정 대상에 집중하는 것은 스쳐가는 일상 중에서 의미 있는, 멋진, 뜻 깊은, 감정이 복받치는 그런 느낌이 있을 때 그곳에 집중을 하는 것이다. 좋은 경치가 있다면 그 경치를 바라볼 수 있을 것이고, 곰곰이 생각할 거리가 나오면 그 생각에 집중할 수 있으며, 변화하는 자신의 마음을 느꼈다면 마음에 집중하는 것을 의미한다. 마음먹고 집중을 하는 것은 결국은 어느 특정 대상에 일정시간 동안 머무는 것을 의미하며, 이렇게 특정 대상에 집중하는 것은 바로 '지금 여기'에 머무는 마음챙김과 일맥상통한다. 상황이 변화하는 순간순간, 그곳에 머무르는 능력이 곧 집중이고 마음챙김이다.

그렇지만 이러한 변화의 순간순간에 매번 마음을 챙기기는 어렵다. 훈련이 되어 있지 않은 상황에서 쫓아가다보면 생각이 여기저기로 분산되어 도리어 집중을 하기 어려워진다. 그렇기 때문에 하루에 15분 정도는 시간과 장소를 정해놓고 작심하여 명상을 하는 것이 필요하다. 이렇게 15분의 훈련이 되면, 일상에서의 적용은 그만큼 수월해진다. 이 훈련이 잘된 사람은, 짧은 시간 안에 명상 상태로 들어갈 수 있다. 지금부터 잠시 명상상태로 돌아가자고 생각만 해도 명상 모드로 들어가는 것이 가능하다. 작정하고 15분 명상하기를 통해 얻은 명상 기법을 일상에서 적용하는 사례는 그야말로 무궁무진하다. 자신이 처한 환경에 따라 이를 활용하면 된다.

그렇다면 일상에서 할 수 있는 명상법에는 어떤 것이 있나?

1) 먹기 명상

"오늘 점심 시간 때 무엇을 먹을까?" 직장 동료들끼리

점심시간을 10분 앞두고 이야기를 한다. 그리고 각자 추천한 음식을 가지고 왜 그 음식인지에 대하여 이야기를 하기도 한다. "새로 문을 연 감자탕 집으로 가자, 그곳에서 묵은지하고 같이 먹으면 기가 막혀." 이렇게 이야기를 나누다 보면 모든 사람의 입에는 침이 고여 있다. 직접 먹지도 않았는데, 입에서는 먹었을 때와 똑같은 반응이 나타난다. 입에 침이 고인다면 이미 명상 중등급 이상이라고 할 수 있다. 사람들은 '스스로 자신을 조절하는' 능력이 있기 때문이다. 먹는 것을 입으로 먹는 것이 아니라 생각으로 먹는 것이다. 먹기 명상의 기본은 우선 스스로 맛있는 것을 떠올리고 이것을 그대로 몸에 반영하는 것으로 입에 침이 고이는 것이 그 증거가 된다.

먹기 명상은 시간에 관계없이 자신의 침을 고이게 할 수 있는 어떤 것이든 떠올리는 것에서부터 연습이 시작된다. 역시 약간은 배가 고플 때 잘 될 것이다. 입안에 침이 고인다고 즉시 멈추지는 않는다. 충분하게 느껴야 하고, 또 시간을 길게 가져갈 수 있어야 한다. 3분 정도의 시간 동안, 이것을 떠올릴 수 있으면 좋다. 이렇게 해서 숙달된 먹기 명상은 식사 전과 식사 중에 활용을 한다. 식사 전에는 음식을 앞에 두고, 잠시 명상을 하는 것이다. 처음에는 단지 맛있겠다의 정도에서 입에 침이 고이고 뇌를 통해 음식을 먹어 보지만, 이 음식이 어디서 나왔고, 누군가의 노력으로 만들어졌는지를 생각해 본다. 마음속에 감사의 마음이 샘솟는 느낌을 가져 본다. 식사 중에는 음식 맛을 충분히 느끼면서 천천히 맛을 보면서 먹는다. 너무 맛있어 급하게 먹는다면, 그런 급한 마음을 관찰한다. 맛이 없다면 다시금 천천히 그 맛을 느끼면서 맛을 찾아본다. 배가 고플수록 먹기 명상은 맛뿐만 아니라, 자신의 마음을 잘 관찰할 수 있다.

먹기 명상은 비만 환자에게 응용되는 명상 프로그램 중의 하나이다. 단식을 경험한 사람들은 먹는 것에 대한 소중함과 기쁨을 알 것이다. 이러한 소중함과 기쁨을 극대화함으로써 절식, 혹은 단식의 효과를 강화시키는 데 명상이 활용된다. 음식을 줄여서 절식을 하다보면, 식사 시간이 무척 기다려진다. 그런데 식사 시간에 나온 음식은 불과 두부 반 모다. 그런데 이 두부 반 모가 너무 소중하다. 이것을 먹고 나면 오늘 먹는 것은 없다. 이때는 두부 반모를 진수성찬처럼 먹게 된다. 두부에도 음식의 모든 맛이 담겨져 있다는 것을 발견하면서 천천히 조금씩 먹게 된다. 이 먹기 명상을 잘 실행하면 이런 먹는 자세를 일상에도 적용할 수 있다. 급하게 먹지 않고, 소량의 음식을 충분히 포만감 있게 먹는 방법을 배우게 되고 비만탈출에 성공할 수 있게 된다.

2) 걷기 명상

하루에 만 보를 걷기가 숙제처럼 다가오기도 한다. 서울의 걷기 명소에는 걷기 열풍을 그대로 느낄 수 있다. 팔다리를 힘껏 휘저으면서 빠른 속도로 걷는 모습을 쉽게 볼 수 있다. 그렇지만 가끔씩은 조금 떨어진 곳에서 사색하듯 발걸음을 느릿느릿하게 하면서 들리는 소리, 향기로운 냄새, 보이는 풍경, 스쳐가는 바람을 오감으로 집중하면서 걷는 걷기 명상을 해 본다.

걷기 명상은 걷는 행위 동안 마음챙김하는 것이다. 우선은 걷는 행위 자체가 명상적 요소가 있다. 규칙적인 리듬이 우리에게 안정감을 준다. 걷는 행위를 하면서 눈과 귀를 쫑긋 세우고 어떻게 걸어야 할지 불안해할 필요는 없다. 우리에게는 너무나 숙달된 행위이기 때문에 걸으면서 모든 행동을 동시에 할 수 있다. 이처럼 걷기 명상은 그저 규칙적으로 안정된 리듬으로 걷기만 하면 되는 것이다. 이런 규칙성은 호흡 명상에서의 호흡 리듬을 맞추는 것과 같은 의미가 있다. 그렇기 때문에 이 두 가지를 합쳐서 호흡과 걷기에 리듬을 넣기도 한다. 걷기 명상의 가장 중요한 점은 걷는 행위 자체에 집중과 마음챙김을 하는 것이다.

우선은 걷는 장소를 선택한다. 특별한 방해 없이 정해진 시간만큼 걸을 수 있는 곳을 찾는다. 공원, 강변, 바닷가, 산길, 심지어는 계단에서도 할 수 있다. 그렇지만 주위에 사람이 너무 많거나 걷기에 집중하기 어려운 곳은 피한다. 이제 출발선에 선다. 양쪽 다리의 중량감을 느껴본다. 이렇게 똑바로 서 있을 수 있는 자신을 관찰한다. 이어 첫발을 내딛는다. 첫발을 내디디면서 생기는 불균형을 느껴 본다.

한쪽 다리를 천천히 들면 균형이 깨진다. 그 불균형의 불안함을 깨기 위해 든 다리를 내려놓는다. 다시 균형이 잡히면서 안정된다. 이렇게 불균형과 균형, 불안감과 안정을 걷는 행위에서 순간순간 느껴 본다. 발은 뒤꿈치부터 발바닥의 끝부터 앞까지 순차적으로 느끼면서 걷는다. 마음은 오로지 발바닥에만 집중하여 이런 행위를 계속 반복한다. 발바닥에 집중해서 걷는 동작이 자연스러워지면, 이제는 호흡에 맞춰서 걸어 보고, 주위에도 관심을 가지면서 걸어 본다. 처음에는 천천히 걷지만 이후에 약간 빠른 걸음도 해 본다. 이렇게 5분 정도의 걸음 이후에는 다시 멈출 곳을 찾는다. 명상 이후 잠시 마음을 내려놓을 곳을 찾는 것이다. 멈출 때도 균형과 불균형, 마음의 변화를 느끼면서 멈춘다. 그리고 잠시 그곳에 서서 심호흡을 한 후 걷기 명상을 끝낸다.

3) 일상에서의 명상

아침에 일어나 저녁에 자기까지 명상적 태도를 적용해 본다. 이른바 명상 라이프다.

(1) AM 7:00 아침을 맞이하며

① 아침에 잠에서 깨어난 느낌: 아침에 일어나서 자신의 몸을 쭉 펴 본다. 자는 동안 정체되어 있던 기운을 움직이는 것이다. 크게 기지개를 켜면서 온몸으로 흘

러가는 기를 느껴 본다. 느낌은 변화가 심할 때 잘 느껴진다.

② 아침에 떠오르는 태양을 보기: 명상을 하기 가장 좋은 시간이다. 떠오르는 태양은 우리에게 생명력을 불러일으킨다. 태양이 서서히 떠올라 우리의 몸 곳곳을 비추도록 한다. 그리고 그 태양의 힘을 나의 힘으로 만들어 본다. 양기를 충족하는 것이다.

(2) AM 8:00 출근길에서(지하철이나 버스 안)

반복되는 출근길에 어떤 변화가 있는지 관찰을 해 본다. 주위 사람의 모습, 그날의 날씨, 사람과의 부닥침 등등 그런 변화가 나의 마음의 변화에도 영향을 미치는지 관찰한다.

지하철이나 버스 속에서 10분 이상의 정해진 시간이 있다면 명상을 시도해 본다. 호흡 명상이 우선적으로 실행하기 편하다. 호흡이 안정이 되면 마음챙김을 시도한다. 주위 사람들을 관찰해 보기도 한다.

(3) AM 9:00 직장상사에게 보고하기 3분 전

명상의 효과를 제대로 알 수 있는 기회이다. 우선은 심호흡을 하면서 교감신경을 안정시킨다. 바로 안정이 안되면 화장실이라도 가서 따뜻한 물에 손을 잠시 담그고, 손이 따뜻해지는 것을 느낀다. 손이 따뜻해지면 가슴이 훨씬 편해진다. 3분 후 멋진 보고를 하고 있는 자신의 모습을 상상해 본다. 그렇게 멋진 모습대로 보고를 할 수 있을 것이다.

(4) AM 11:00 잠시 있는 커피 타임

자신에게 주어진 시간에 충실한다. 소중한 시간이다. 불과 5분 정도의 시간이지만, 이 시간만큼은 자신의 리듬에 맞춘다. 쫓기듯이 커피를 마시지 말고, 한 모금 한 모금 음미를 하면서 마신다. 커피는 오감을 모두 활용할 수 있다. 따뜻한 커피잔에서의 느낌, 진한 커피향, 입에서 느껴지는 여러 맛들, 커피가 목을 넘어 온몸으로 퍼지는 느낌, 그런 느낌 하나하나에 충실하면서 5분을 보낸다.

(5) AM 12:00 점심 식사 시간

먹기 명상을 활용한다.

(6) PM 2:00 화장실에서

화장실은 휴식을 취할 수 있는 좋은 장소이다. 피로감이 있으면 잠시 졸 수도 있다. 병원의 초보 의사들이 많이 경험했던 장소이다. 용변을 본 전후를 비교하여 자신의 몸 상태를 느껴본다. 평소 아무리 둔한 사람이라고 하여도 전후 자신의 몸 변화를 알아차림할 수 있을 것이다. 비운 후의 편안함에 잠시 머물 수도 있다.

(7) PM 3:00 화가 치밀어 오를 때

분노는 우리 몸의 기 변화를 느낄 수 있는 좋은 기회이다. 그대로 자신의 모습을 관찰할 수 있다. 치밀어 오르는 기운은 누구나 쉽게 느낄 수 있다. 한 템포 늦추어 화내는 자신의 모습을 관찰한다. 그리고 그 분노가 상대방을 향한 것임과 동시에 자신을 향하고 있다는 것을 알아차림한다. 결국 분노는 남뿐만 아니라 자신에게도 상처를 준다. 분노 이후에 안정을 찾아가는 자신의 모습을 관찰한다.

(8) PM 6:00 퇴근길의 여유를 즐기면서

조급함 없이 멍청하게 걸어 본다. 그렇게 아무런 생각 없이 걷는 것에만 충실하다 보면, 그날의 스트레스를 날려 버릴 수 있다. 그리고, 돌아온 집은 회사와는 완전히 다른 평안한 곳임을 알아차림한다.

(9) PM 7:00 음식을 만들면서

음식을 만드는 것은 정성이라고 한다. 그리고 손맛이라고 한다. 자신의 마음을 담아 음식을 만들어 보자. 상대방에게 대접을 한다고 생각한다면, 더욱 충실한 명상 자세가 될 것이다. 자기 자신이 먹을 음식이면 더 소중하게 만들어 본다. 그곳에 영양소뿐만 아니라 마음도 담는다. 특히 음식을 만들 때 음식 맛뿐만 아니라 색과 향도 담아 본다. 오감을 자극하는 음식을 만들어 먹어 보자.

(10) PM 8:00 집 청소나 설거지를 하면서

개인적으로 가장 선호하는 방법이다. 별도의 노력이 필요 없다. 숙련될 필요도 없다. 그저 시간과 마음을 내면 될 뿐이다. 우선은 따뜻한 물로 씻는 느낌이 너무 좋다. 이후에 깨끗해지는 목표가 있다. 그리고 남에 대한 배려의 마음을 키울 수 있다. 집 청소와 설거지를 끝내고 부인의 얼굴을 본다면 행복감을 두 배로 느낄 수 있을 것이다.

(11) PM 9:00 모든 가족이 모인 시간

가족이라고 하여도 얼굴 한 번 보기가 어렵다. 잠시 시간을 내서 서로의 얼굴을 보자. 필요하다면 가볍게 포옹을 하자. 세상에서 가장 소중한 가족이다. 하루를 보내면서 가족 생각을 얼마나 했을까? 지금 이 순간만이라도 가족과 함께 되어 본다. 서로 공감을 할 수 있는 장을 만들어 본다. 같이 차를 마시고, 대화를 하고….

(12) PM 11:00 자기 전의 깊은 수면을 위하여

깊은 수면을 위해서는 긴장감을 완전히 없애는 것이 중요하다. 우선 비울 것은 다 비운다. 화장실을 다녀오고, 그날 마무리할 일을 모두 마무리한다. 그리고 그날 하루를 떠올려 본다. 명상은 과거의 모습을 지금 여기로 가져오는 것이다. 그리고 감사할 일을 떠올려 따뜻하고 포근한 마음을 갖는다. 잠자리에 들어서는 자신의 몸을 하나하나 훑어보는

보디 스캔이나 호흡법을 시행한다. 부교감신경이 작용하여 깊은 수면을 돕는다.

조금 깊이 읽기 명상으로 담배를 끊을 수 있을까?

명상이 반드시 마음을 평안하게 하고 질병을 이기는 목적으로만 시행되는 것은 아니다. 일상에서의 고질적인 습관으로부터 벗어나는 데에도 명상을 활용할 수 있다. 담배끊기, 식욕조절과 같은 방법이 그 한 예이다.

담배를 끊을 수 있는 사람을 흔히들 독한 사람이라고 한다. 그만큼 결심도 중요하고 이를 꾸준히 실천하는 것이 어렵다는 이야기이다. 그렇게 어렵다는 '담배끊기'에 명상이 도전을 해 본다. Davis는 마음챙김 명상(MBSR)을 흡연자의 치료에 활용한 연구를 진행했다. 하루 평균 19.9개비의 담배를 26.4년간 피워 온 18명의 흡연자는 MBSR 교육자들로부터 8주간의 그룹 훈련을 통해 마음챙김을 훈련받았다. 금연을 위한 마음챙김 명상은 흡연에 대한 갈망과 금단 증상을 조절하기 위한 목적으로 시행되었다. 흡연자들은 담배를 끊겠다는 목적 자체보다 그들의 삶에 더욱 마음챙김을 집중하도록 하였다. 이들은 순간순간, 비판단 각성의 마음챙김 자세로 강렬한 욕구와 부정적인 정서, 그리고 금단증상에 적응하도록 하였다. 대상자들은 약물치료 없이 7주간 금연을 시도하였다. 금연 여부는 금연 6주 후에 평가되었고 이때 일산화탄소 호흡 검사를 시행하였으며 7일간의 금연 달력을 적도록 하였다. 설문지는 스트레스와 정서적 고민의 변화를 평가하기 위해 적용되었다. 금연 6주 후 18명 중 10명이 생물학적으로 확인된 7일간의 금연을 달성하였다. 명상에 대한 순응도는 금연여부, 스트레스 및 정서적 고민의 감소와 양적 관계가 있었다. 참가자들은 명상이 끝난 후 다음과 같이 훈련에 참여했던 과정을 이야기했다.

"나는 내가 명상을 즐길 거라고는 전혀 생각하지 않았는데, 내 스스로 매일 명상을 하는 것을 발견했어요. 담배를 끊는 것은 명상의 여러 이점 중의 단지 하나일 뿐입니다."

"모든 사람들이 훌륭했어요. 저는 최근 몇 년간 이렇게 힘을 얻은 것이 처음이에요. 더 나은 직업을 구하기로 결심했어요."

"나는 잠을 잘 잘 수 있게 되었고, 더 많은 에너지를 가지게 되었어요."

Davis(2007). A pilot study on mindfulness based stress reduction for smorkers, BMC Complement Altern Med. 25: 7: 2

강동경희대학교병원 웰니스센터의 비만체형클리닉에서도 비만 관리를 위해 명상적 기법을 활용하고 있다. 비만을 겪고 있는 사람들은 음식의 섭취에 있어 습관의 문제를 가지고 있다. 그렇기 때문에 그런 습관을 스스로 관찰하고 이런 습관으로부터 벗어나는 연습이 필요하다. 습관은 그 상황에 집중하기 보다는 그저 아무 생각 없이 끌려가게 되는 것인데, 마음챙김의 기법으로 '지금 여기'에 그대로 머물러 있는 것을 연습한다. 그래서 음식을 먹을 때 충분하게 그 맛을 느끼면서 식사를 하게 된다. 그렇게 충분하게 맛을 느끼면서 먹게 되면 식사 시간이 길어지고, 또 음식을 적게 먹을 수 있게 된다. 음식을 쫓기는 느낌으로 먹는 것도 줄일 수 있다. 식사량을 줄이는 과정에서 마음챙김 명상 가운데 먹기 명상을 시도하면 적은 양의 음식이라도 맛있게 먹을 수 있고, 결국 습관적인 음식 먹기를 조절할 수 있게 되어 살을 효과적으로 빼고, 또 다시 찌는 요요현상도 미리 조절할 수 있다.

강동경희대학교병원 웰니스센터.
http://cafe.naver.com/wellness2011

07

명상 투어

명상을 일상생활에 적용하는 것이 가장 중요하다고는 하지만, 반복되는 일상생활에서 명상을 반복하다 보면, 자칫 습관화에 빠지게 된다. '습관화'는 최소한의 힘을 들이면서 안정적으로 일을 지속할 수는 있지만, 자칫 반복되는 무기력에 효능이 도리어 줄어들게 된다.

1년 중 한두 번은 작정하고 명상 여행을 떠나 본다. 작정하고 명상을 하러 가는 것이다. 우리나라는 곳곳이 명상을 할 수 있는 곳이다. 도시에서 조금만 벗어나면 안식을 찾을 여러 곳이 있다. 여행은 우리에게 여러 경험을 만들어 준다. 변화하는 그곳에서 그대로 머물러 있는 것이 바로 명상이 된다.

1) 산림에서의 명상(산림치유)

산림치유에 대한 관심이 생기기 시작했다. 우리나라는 산이 70%라는 것쯤은 상식으로 알고 있으면서도 산림이 치유의 공간으로 활용되는 것이 겨우 이제부터라니 너무 늦은 감이 있다. 독일과 일본은 이미 산림치유가 의료서비스의 중요한 축을 만들고 있다. 산림청 소유의 자연휴양림은 산림을 잘 보전해 놓았을 뿐 아니라, 숙박시설, 산을 즐길 수 있는 산책로, 자연의 정기를 담은 약수 등 시설 면에서는 정말 훌륭한 곳이다. 그렇지만 그곳을 이용하는 사람들은 어떨까?

우선 자연휴양림을 방문하면, 대충 주변을 살펴본다. 그리고 주변을 잠시 산책을 한다. 밥 먹을 자리를 잡는 것을 가장 중요하게 생각한다. 불을 피우고 바비큐를 굽고, 상추를 씻고, … 시간이 지나면 술과 함께 밤을 보낸다. 다음날 아침이면 겨우 일어나 라면으로 아침을 때운 후 집으로 돌아간다.

산림은 명상을 하기에 최적의 장소이다. 그런 곳에서 도시에서 했던 일들을 위와 같이 반복할 필요는 없다.

① 산책로를 충분히 이용한다. 등산은 아니라도 자연의 기운을 듬뿍 받을 수 있다. 걷기 명상이 제격이다.
② 산책을 하면서 자연을 느껴 본다. 자연에서는 도시와 달리 다양한 변화를 체험할 수 있다. 나무나 꽃을 보

는 것, 새소리와 물소리를 듣는 것, 향기를 맡는 것, 나뭇가지를 만지는 것 등 오감을 총동원하여 자연을 느낀다.

③ 자연의 리듬에 맞춰 생활을 한다. 일찍 자고 일찍 일어난다. 해가 뜨면 일어나고 해가 떨어지면 쉬면서 잠을 청하는 것이 리듬이라면, 그 자연의 리듬에 자신을 맡겨 보는 것이다.

④ 명상할 곳을 찾아 작정하고 명상을 해 본다. 휴대용 매트리스를 가져가서 편안하게 눕거나 앉아서 자연과 하나가 되어 본다. '기와 함께하는 15분 명상'을 하면 기감을 강하게 느낄 수 있다.

2) 명상 모임에 참석

우리나라에는 명상 모임이 많다. 공인된 학회에서 진행하는 프로그램도 있다. 이런 모임에 참석을 하면 명상의 기초를 배울 수 있을 뿐 아니라, 명상을 하는 다른 사람들과 만남으로써 자신을 점검할 수도 있다. 명상치유학회에서는 여름과 겨울 두 차례에 걸쳐 집중 명상을 한다. 이 모임은 3박 4일 동안 진행되는데, 명상에 대한 각계의 전문가들이 모여 명상 훈련을 지도한다.

① 명상을 기초부터 배워 본다. 명상치유학회에서는 마

음챙김에 기반을 둔 명상을 기본 지침으로 하여 교육한다. 명상의 이론과 실제, 그리고 과학적 근거 등을 학습하기 때문에 초보자뿐 아니라, 명상을 했던 사람들도 자신의 명상을 점검할 기회가 된다.

② 이런 모임의 특징은 작정하고 명상을 하는 것이다. 때로는 반나절, 때로는 한나절을 '명상방'에서 보낼 수도 있다. 용맹정진의 자세를 배워갈 수도 있다.

③ 여러 사람과 명상에 대한 토의를 한다. 또 각자가 수행하는 명상법을 공유하며, 명상 도중 힘들었을 때 그 고비를 넘겼던 방법들을 이야기하기도 한다. 스스로 이들과 이야기하면서 자신의 명상을 점검한다.

④ 새로운 명상법을 습득할 수도 있다. 어떤 사람은 교육 현장에서 명상을 활용했고, 어떤 사람은 의료 현장에서 명상을 활용했다. 또 다른 사람은 스포츠 현장에서 명상을 활용했다. 그들은 명상이라는 공통적 분모를 가지고 다양한 방법을 개발하였고, 우리는 그들과 경험을 교류하면서 새로운 기법을 터득한다.

3) 명상 여행(여행 도중 만나는 명상)

일반적으로 초보 여행자라면 우선 왕성한 활동을 중요하게 생각한다. 아침 일찍 출발하여 점심은 아침에 싸간 음식으로 때우고 저녁 늦은 시간까지 돌아본 후 자기 직전에

숙소로 돌아오고, 바로 다음 날 출발을 준비한다. 한 달 동안의 유럽일주 여행이 그런 식이다. 명상과는 거리가 먼 여행이다.

여행을 몇 번 다녀본 사람이라면 이러한 초보 여행의 한계를 알게 된다. 돌아와서 보니 여기저기의 기억을 사진을 통해서는 확인을 할 수 있지만, 여행의 '감흥'이 남아 있지 않다는 것이다. 그래서 여행의 방법을 목적을 가진 여행으로 바꿔 본다. 이른바 테마 여행이다. 여행의 목적을 정하고 이를 충실히 따라서 진행하는 것으로 끝나고 나면 목적 달성이라는 것을 얻을 수 있다. 그렇지만 한편에는 이미 여행 떠나기 전에 계획했던 것을 수행하고 온 미션을 완수한 느낌만 강하다는 생각이 든다. 목적을 달성하면서 그 장면에 머무를 수 있으니 명상적 방법을 활용한 것이기는 하다. 그러나 다음 계획으로 넘어가면서 '지금 여기에 머물러 있기'가 깨지기도 한다.

거기서 조금 더 나가 본다면, 바로 머물러 있는 여행이 된다. 여행 계획을 단순하게 짜고 그저 그곳에서 만나는 풍경과 사람에 머무르는 것이다. 맛있는 음식이라면 그 음식에 빠질 수도 있다. 멋진 경치라면 그 경치에 흠뻑 젖을 수도 있다. 서두르지 말고, 그곳에 충분히 머물러 있다가, 마음속에서 '이제 옮겨도 돼'라는 대답을 들은 후 다음 장소로 이동을 한다. 그래서 때로는 숙박지조차 예약을 하지 않고 가는데, 새롭게 만나는 그곳이 바로 내가 마음속에서 찾

Tip 12 좋은 기억 떠올리기

여행은 기억을 남긴다. 그 기억은 과거만의 기억이 아니라, 지금 여기에서도 떠올릴 수 있는 기억이다. 기억을 강하게 하기 위해서는 여행 중의 자료를 남긴다. 여러 장의 사진도 필요 없이, 강렬한 한두 장의 사진을 통해 전체 여행의 기억을 모조리 떠올릴 수 있다.

우리는 기억을 가지고 산다. 만약 우리가 좋은 기억을 떠올릴 수 있다면, 그 당시의 기운을 현재, 지금 여기로 가져올 수 있다.

여행을 다녀온 후 기억에 남는 풍경을 떠올려 본다. 현실감 있게 떠올린 후 지금 여기에 그대로 둔다. 그 느낌과 기분을 5분 정도 유지한다.

혹시 집에 가족사진을 걸어놓고 있는가? 어떤 사진인가? 만일 사진관에 가서 억지웃음을 띠면서 찍은 사진이라면, 가족들이 당시를 회상하면서 미소를 띨 수 있도록 좋은 기억을 끌어낼 수 있는 사진으로 바꾼다.

던 곳이므로 여행은 훨씬 감동적이다.

4) 명상 여행(수행적 명상)

수행적 명상을 느껴보는 여행이 있다. 흔히 걷기 코스를 선택하는 것이 그것이다. 스페인의 산티에고의 길을 걷거나 지리산 둘레길, 혹은 제주도 올레길을 걷는 것이다.

수행적 명상은 장소 선택이 중요하다. 때로는 한 번에

끝을 내지 않은 경우도 있기 때문에 본인에게 맞는 장소를 선택한다.

인원은 최소화한다. 혼자 가는 것을 가장 추천하지만, 여럿이 가는 경우에는 인원을 줄여야 한다. 또한 자신에게 맞는 동료와 같이 가야 한다. 체력뿐 아니라 취향도 사람들마다 다르기 때문에 친하다고 무작정 같이 갈 수는 없다.

기감이 좋은 곳을 찾아 나선다. 사람들에게 좋은 장소라는 공통점을 가진 곳이 있다. 그리고 사람들은 그곳에 사당과 같은 종교적 시설을 만들어 놓았다. 그렇게 하여 사람이 많이 모이는 곳은 점차 더욱 기감이 강해지게 된다. 기감에 대하여 아직 확신이 없는 사람이라면 종교시설을 방문하여 기감을 느껴볼 수 있다. 종교의 종류보다는 그 감각을 충분히 느낄 수 있느냐의 문제이다. 이슬람은 우리 종교와는 전혀 관계가 없다고 할 수 있지만, 이슬람 사원에 들어가 바닥에 앉아 높은 돔을 쳐다보노라면 기의 세상을 쉽게 접하게 된다. 여행을 갔을 때 종교시설을 만나면, 그곳을 그저 관광지로 생각하지 말고, 사람의 영성이 많이 모인 곳으로 체험을 해 본다. 그저 조용히 그곳에 앉아 있는 것만으로도 색다른 체험을 할 수 있다. 기감을 느끼는 것에 조금 자신이 붙으면 자신의 기감을 직접 느껴보는 것이 좋다. 손바닥을 편안하게 벌리고, 자연과 나와의 만나는 감각을 느껴 본다. 크게 숨을 들이쉬면서 자연의 기운을 그대로 느껴 본다.

Box 17 명상하기 좋은 곳

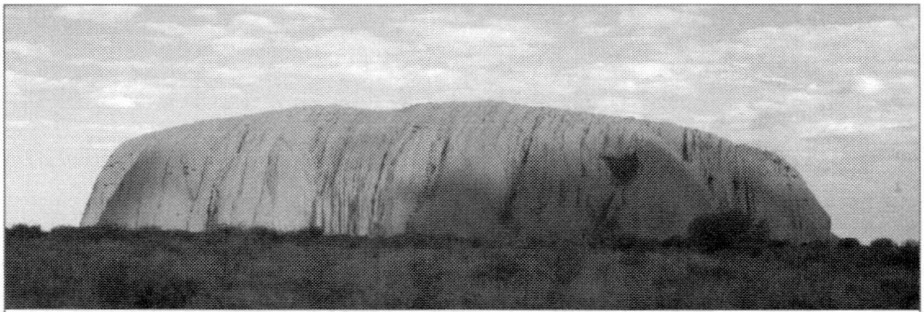

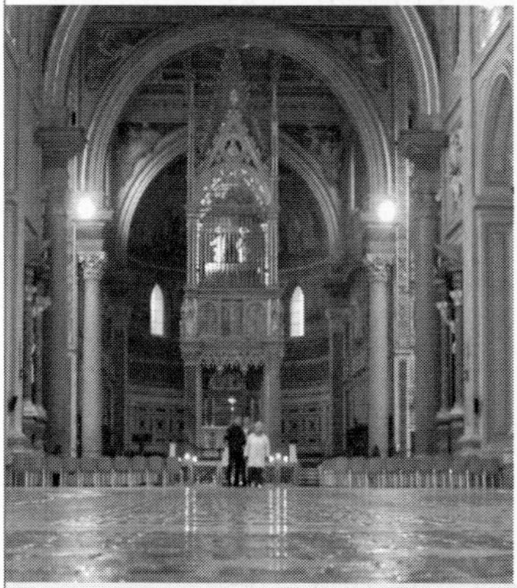

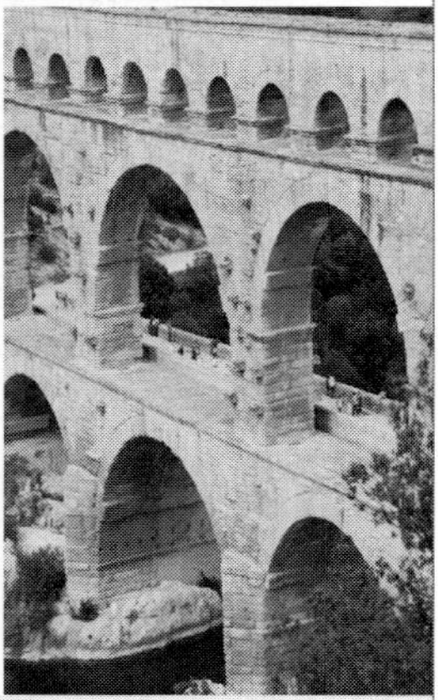

- 자연의 멋진 모습: 자연과의 감응. 울룰루는 호주 원주민의 종교적 집합지이다. 이곳에서 아침에 해가 떠오르면 울룰루의 바위는 붉게 타오른다. 자연과의 교감은 명상의 힘을 키워준다.
- 종교적 장소: 성당이나 교회, 절 혹은 이슬람 사원에 앉아서 잠시 머물러 본다. 종교가 전혀 다르다고 하여도 그곳에 잠시 머물면 영감을 얻는 데 도움이 된다.
- 시대를 거슬러 본다: 다른 시대로 넘어가 본다. 비록 자신이 있던 시대는 아니지만, 그 시대에 있다고 상상하는 것은 명상의 힘을 키우는 데 도움이 된다.

Tip 13 마음이 내키면 떠날 곳

복잡한 현실에서 벗어날 곳이 있는가? 잠시라도 그곳에 가면 나의 마음을 안정시킬 수 있는가? 마음의 고향은 있는가? 그런 곳이 있다면 행복한 사람이다.

그곳은 자신의 마음을 안정시키고, 자신의 기운을 충족시킬 수 있어야 하며, 깊은 사색을 할 수 있어야 한다. 잠시 머물고 나면 마음은 비워지고, 고민은 해결되며, 몸은 한결 가벼워지는, 바로 그런 곳을 찾아야 한다.

저자는 1년에 한두 번 템플 스테이를 다녀온다. 굳이 종교에 얽매일 필요는 없다. 트레킹을 위주로 하는 템플 스테이도 있으니, 절 안에 갇혀 있는 것보다 산행을 좋아한다면 그런 템플 스테이를 선택하면 된다.

이 글은 '힐리언스 선마을'에서 쓰고 있다. 책을 마무리 짓는 작업을 위한 장소도 이렇게 명상하기 좋은 곳을 선택한다.

Box 18 한국의 명상처

우리나라는 유난히 명상할 곳이 많다. 우리의 문화와 연관이 있기 때문일 것이다. 그중에서는 종교적인 시설도 있고, 마음을 수련하는 곳도 있다. 자신이 종교인이라면 종교의 도움을 받으면서 명상을 하는 것이 좋으며, 종교인이 아니라면 마음 수련원 등을 찾을 수 있다. 그렇지만 자신의 종교나 특정 마음 수련원에 한정할 필요는 없다. 도리어 자신의 종교와 특성이 다른 곳을 찾아 명상 수련을 받아 보면 자신에 대한 새로운 발견을 할 수도 있다.

- 종교적 수행: 불교(단기 출가), 천주교, 기독교, 천도교, 원불교

의 수련원
- 템플 스테이
- 초월명상
- 자율훈련법
- 마인드 컨트롤
- 선방
- 한국명상치유학회(http://www.mbsr.co.kr)

조금 깊이 읽기 한국에서의 명상

인도나 라오스 등지로 명상 여행을 떠나는 경우도 있고, 틱낫한 스님이 운영하는 프랑스의 플럼빌리지를 방문하는 사람들도 있다. 복잡한 일상에서 벗어나서 나만의 시간을 보내면서 제대로 수련을 하고 싶은 마음이 들어 한국에서 벗어나기도 한다.

저자도 그런 충동을 느낀다. 일상의 쳇바퀴에서 벗어나 자신의 모습을 찾을 그런 장소를 찾는다. 우선 나만의 시간이 주어져야 하고, 자연의 소리를 맘껏 들을 수 있어야 하며, 밤이 되면 별을 실컷 보면서 자연과 한껏 가까워져야 하는 그런 곳이어야 한다. 때로는 같은 목적을 가진 동지를 만날 수 있고, 다녀온 이후에는 몸과 마음 모두 건강해졌으면 좋겠다. 그런데 한국에는 그런 곳이 의외로 많다. 너무 완벽하고 럭셔리한 시설이 아닌, 소박하고 마음을 포근하게 감싸줄 그런 장소들이다.

동양의 전통이 그대로 전승이 되고 있는 한국에서는 명상의 문화가 깊게 배어 있다. 그 가운데 명상을 쉽게 접할 수 있는 것이 템플 스테이일 것이다. 불교라는 선입견만 버릴 수 있으면, 명상을 체험하기에는 좋은 장소이다. 특히 일찍 잠을 자고 나서 새벽에 맞는 새벽명상, 참선은 템플 스테이의 백미이다. 고요한 산사에서 해가 서서히 떠오르면서 내면에 있는 나의 마음을 깨어나게 하는 경험은 쉽지 않은 경험이다. 다행스럽게도 템플 스테이는 목적에 따라 다양하게 운영이 되고 있고, 프로그램 역시 종류가 많아 자신에게 맞는 시간과 장소를 택할 수 있다. 산행이나 트래킹, 다도, 기수련, 참선, 종교공부 등은 부가적으로 얻을 수 있는 이득이다.

> "숲, 바람, 계곡 그리고 산사"
> 생활에 쫓기며 사는 현대인들에게는
> 마음을 쉴 수 있는 공간이 필요합니다.
> 도시의 삭막함에서 벗어나
> 조용히 자신을 돌볼 수 있는 시간이 필요합니다.
> 차 한 잔을 사이에 두고 나누는 스님과의 대화
> 숲소리, 바람소리, 물소리에 마음을 열 수 있는 여유
> 자연 속에서 참선과 수행은
> 가려진 자아를 들여다 볼 수 있게 합니다.
> 천년을 이어온 전통문화의 향훈을 느낄 수 있습니다.
>
> 템플 스테이. http://www.templestay.com

한국형 플럼빌리지라 할 수 있는 곳도 있다. 저자도 마음을 정리하고 휴식을 취하고자 하면 방문을 하는 곳이다. 제일 마음에 드는 것은 한두 시간 아무런 방해를 받지 않고 걸을 수 있는 산책로와 때가 되면 몸과 마음을 건강하게 만들어 주는 건강식사이다. 식사는 결코 몸만 건강하게 만드는 것이 아니다. 천천히 맛을 느끼면서 먹는다면 마음도 건강해진다. 그리고 아침에 명상을 할 수 있는 공간이 있다. 자신의 생활습관

을 점검하고 이에 대한 교정 작업을 2, 3일 받다 보면 어느 새 건강이 몸과 마음에 찾아오는 것을 느낄 수 있다.

힐리언스 선마을. http://www.healience.com/

3

기와 명상

虛邪賊風 避之有時 恬憺虛無
眞氣從之 精神内守 病安從來

잘못된 기운을 만나면,
때를 맞추어 피하고,
마음을 너그럽고 담대하게 비우면,
진정한 기운인 진기가 모이고,
정신을 온전하게 간직할 수 있으니,
병이 어찌 들어오겠는가?

《황제내경》

01

기(氣)

명상이 아시아 문화권에서 다루고 있는 정신수양법이라면 의학적으로 아시아에서 활발하게 적용되는 것이 바로 기공이다. 기공은 기를 수련, 공부하는 것이다. 기를 수련하는 것은 인체가 가지고 있는 자연치유력을 키우는 역할을 하기 때문에 건강에 도움이 된다. 《황제내경》에서도 마음을 너그럽고 담대하게 하면서 비우면 진정한 기운(眞氣)이 모인다고 하였다. 여기서 설명하는 진기가 바로 요즘 말로는 자연치유력인 것이다.

명상이 정신수양을 강조하며, 정신수양에 치우친 것을 보완하기 위해 요가라는 방법을 같이 활용하고 있다면, 기공은 정신수양과 함께, 자세와 운동에 대한 것을 통합하여 구성된다.

기공의 핵심인 세 가지 조절은 정신수양에 해당되는 조심(調心: 마음의 조절), 자세와 운동의 수양에 해당되는 조신(調身: 신체의 조절), 그리고 호흡 수양에 해당하는 조식(調息: 호흡의 조절)이다. 기공에서 취하는 조심은 명상의 목표와, 조신은 요가의 목표와 부합을 하고, 그 가운데 이러한 것들의 기본으로 호흡을 설정하고 있다. 호흡은 정신, 육체의 훈련과 함께 중요하게 다뤄지는데, 그것은 호흡을 통하여 자연과 교류한다는 점과 호흡이 인간 스스로 조절을 할 수 있는 중요한 관리능력 센터라는 점 때문이다.

기공삼조로 설명되는 이 세 가지는 동양의 정신 및 육체 단련에 기본을 제공하고 있다. 그렇기 때문에 넓은 의미에서의 기공은 명상과 요가를 포함한다고 볼 수 있다.

기가 중요하게 다뤄지는 또 하나의 이유는 기는 인체를 구성하는 3가지 중요한 물질인 삼보(三寶: 인체의 세 가지 보물) 중의 하나이기 때문이다. 삼보는 바로 선천적으로 물려받은 인체의 고유한 물질인 정(精)과 인간이 가지고 있는 고유한 정신(神), 그리고 바로 기(氣)이다. 이때의 기는 정과 신을 연결하는 가교 역할을 한다.

기는 정신과 육체를 연결하는 가교의 역할을 담당하기 때문에 감정의 변화는 기에 영향을 주고, 기가 영향을 받으면 여러 증상이 발생하게 된다. 화가 나면 기가 치밀어 오르고, 기가 치밀어 오르면 혈액이 따라 올라 고혈압이 되거나 심한 경우에는 뇌졸중이 발생하는 것이다. 생각을 골똘히 하면 기가 뭉치게 되어, 이것이 위장관에 영향을 주어 체하거나 소화장애가 발생한다.

우리가 수련을 한다면 이 정 · 기 · 신 가운데 무엇을 수련해야 할까? 정은 선천적 기운에 가깝다. 부모로부터 물려받은 유산이다. 그렇기 때문에 수련을 통하여 새롭게 만들어 가기보다는 잘 보전하고 유지해야 되는 대상이다. 신은 명상을 통하여 그 힘을 키워나갈 수 있을 것이다. 그렇지만 이 역시 밖으로 드러나는 현상이고 결과물이기 때문에 수

Box 19 | 촛불로 설명되는 정 · 기 · 신

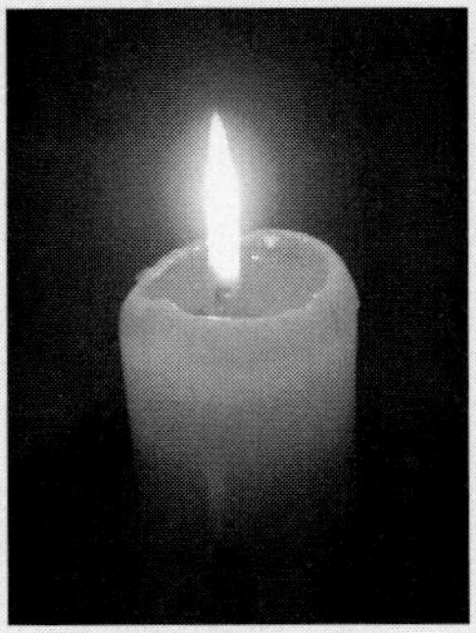

촛불이 빛을 밝히는 현상으로 '정 · 기 · 신'을 설명하면 이해가 쉽다. '정'은 초에 해당하며, 빛을 밝힐 수 있는 기본 물질 자원이다. 초를 통해 밝혀지는 빛이 바로 '신'이다. 가장 두드러진 현상이나, 실체를 찾기 어렵다. 빛으로 밝혀진 세상을 알 수 있지만, 정작 빛이 무엇인지는 뚜렷하지 않다. 이 빛과 같은 것이 바로 신이다. 초 위에서 타고 있는 불이 바로 '기'이다. 기는 촛불처럼 명확한 실체를 알기 어렵다. 계속 변화하므로 잡으려 하면 더욱 잡기 어렵고, 그저 느낌으로 알 수 있다. 정이라는 물질적 에너지를 태워서 신이라는 현상을 나타내는 중간 역할을 하기에, 기를 신과 정의 중간자라 한다.

련을 하는 것이 쉽지는 않다. 기는 기공적인 측면에서 본다는 수련의 통하여 자연스럽게 얻어지는 결과물이다. 그렇기 때문에 기공에서는 기의 수련을 중요하게 여긴다. 기는 실제로 우리가 느낄 수 있고, 스스로도 측정하고 점검할 수 있는 대상이기 때문에 기의 수련을 하는 것이고, 실제 여러 기공법들은 기감을 강하게 하고 기를 실제로 몸에 쌓아놓게 한다. 기는 더구나 정과 신의 가교 역할을 하기 때문에 축적된 기는 정으로 쌓여서 저장이 되고, 신으로 발현되어 올바른 정신세계를 구현하게 된다.

기공은 또한 자연의 기운과 연관을 맺는다. 기공 훈련에서 가장 중요시하는 호흡법은 바로 자연의 기운을 인체 내로 충분히 받아들이면서 자연과 인체가 교류를 하는 것을 말한다. 기는 우주와 인체를 순행하는 일종의 에너지로서 기를 잘 운용하는 것이 건강을 위해 중요하다.

호흡을 통하여 자연의 공기가 들어온다. 단지 자연의 신선한 공기만이 아니라 자연의 기운을 함께 받아들이는 것이다. 여기에는 인체를 추동하는 에너지가 함께 있다. 소화를 통하여 만들어진 물질적 에너지가 자연으로부터 들어온 에너지와 만나서 인체 곳곳을 도는 생체 에너지로 변환되어 우리 몸의 돌아다니게 되는 것이다. 그렇기 때문에 어떤 음식을 소화하느냐의 문제와 함께 자연의 어떤 기운을 받아들여서 생체 내에서 자신의 에너지로 변화하느냐가 중요한 문제로 다뤄지는 것이다.

기를 서양에서는 에너지로 받아들인다. 비록 기의 개념이 훨씬 넓지만, 요즘 사람들에게 기를 설명할 때 에너지의 개념으로 설명을 하면 훨씬 쉽게 이해를 한다. 서구에서는 이 기의 개념을 응용하여 에너지의학(Energy Medicine)을 설명하고 있다.

에너지의학은 동양에서 말하는 기의 개념에 여러 인접 학문을 연계한 새로운 의학 분야이다. 동양과 서양의 만남, 학문의 통섭이라는 측면에서 새로운 의학의 트렌드로 각광을 받고 있다.

① **치유터치**(Healing touch, **약손요법**)

환자를 간호하면서 하는 여러 행위들은 환자와의 직접적 접촉이 동반된다. 이렇게 직접적인 접촉이 있는 상황에서 어떤 마음의 자세를 가지느냐가 환자의 증상 개선에도 변화를 가져온다. 따뜻하고 안정된 마음으로 치료적 효과를 만들어 내게 되는 것이다.

② **사고장요법**(Thought field therapy, TFT)

마음속의 응어리는 우리 몸에 사고장으로 만들어진다. 이 사고장은 우리의 마음을 혼란시키고, 불안과 우울, 그리고 통증에 빠지게 한다. 이 사고장을 침자리를 두드려 줌으로써 풀어주는 방법이 사고장요법이다. 마음속에 막혔던 체증을 풀어주는 것이다.

③ **응용근신경학**(Kinesiology)

인체의 내부적인 문제는 밖으로 발현이 된다. 이러한 현상을 한의학에서는 기의 현상으로 설명하고 그 기를 조절함으로써 치료에 이른다고 보고 있다. 내과적인 문제가 있다고 하더라고 속에서만 골병이 드는 것이 아니라, 몸 여기저기의 통증이 밖으로 표출된다. 이렇게 밖으로 드러난 문제를 침과 같은 자극을 통해 조절함으로써 내부적인 문제를 해결하는 치료 방법이다.

Box 20 에너지 의학의 계통도

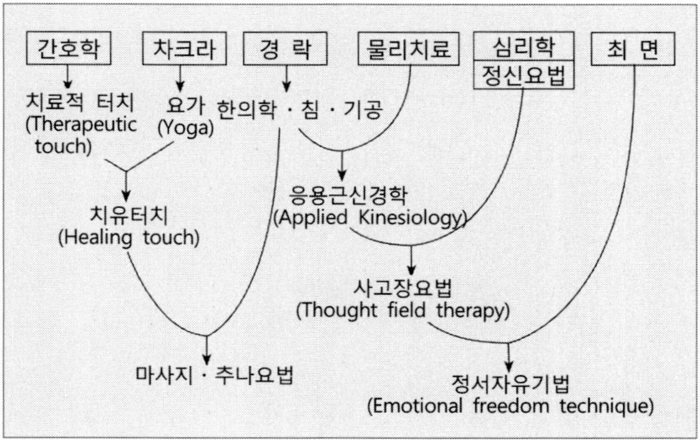

이렇게 다방면에서 다루고 있는 기를 과연 어떻게 건강에서 활용하는 것인가가 중요하다. 자연의 현상, 인체의 현

상을 의학에서 활용하는 것이다.

1) 기의 순환을 잘 도모해야 한다

기가 잘 돌지 않아서 문제가 발생할 때, 흔히 "기가 막힌다"라고들 한다. 기는 혈액보다 더 앞서서 순행을 하는 것이기 때문에 기의 순행에 문제가 생기면 혈액의 순환에도 문제가 발생하게 된다. 기의 소통을 위해서는 일차적으로 몸의 움직임이 중요하다. 그러기 위해서는 기의 움직이는 성질을 이용해야 한다. 가만히 앉아서 기의 순환이 원활해지기를 기다리는 것이 아니라 적극적으로 몸을 움직여서 소통을 시켜야 한다. 기공이나 명상을 하기에 앞서서 충분하게 몸을 풀어주는 작업은 기본적으로 기의 순환을 원활하게 하기 위함이다. 순환이 원활해진 기는 자신의 몸에 쌓거나 밖으로 활용할 수 있다.

2) 기는 잘 키워야 한다

기가 부족하면 무기력해지고 의욕이 줄게 된다. 이때 기를 보강해 주면 소화기능도 좋아지고 기운도 차릴 수가 있다. 기공에서는 축기(蓄氣)라고 하여 기를 쌓는 작업을 중요하게 여긴다. 기공의 여러 방법들은 대부분 이 축기를 가장 중요한 기법으로 여긴다. 자연의 기운을 받아들이고 이를 인체에 적용하기 위해서 단전이라는 곳에 기를 모으는 것이다. 이렇게 모여진 기는 필요할 때 활용하면 된다. 단전호흡이 대표적인 축기의 방법이다. 그런데 인체 내에는 이렇게 기를 모아 놓는 곳이 한 곳만 있는 것은 아니다. 위의 단전인 상단전에는 정신의 기운을 모으고, 중간 단전인 중단전에는 마음과 감정의 기운을 모으며, 우리가 흔히 말하는 정기는 아래 단전인 하단전에 모으게 된다.

3) 기는 지금 여기에 있다

기는 인체의 에너지 역할로서 계속해서 변화를 하게 된다. 그리고 우리가 직접 느낄 수 있는 것은 바로 '지금 여기'에 있는 기이다. 흔히 기는 생명이 살아 있는 동안에 존재하고 죽으면 사라지는데, 우리가 실제 살아 있다는 것은 과거나 미래가 아닌 바로 지금 여기에 라는 것이다. 기는 계속해서 변화하기 때문에 지금 여기에 충실할 때 느낄 수 있다. 흔히 말하는 기감이라는 것이 기의 느낌인데, 명상이 잘 될 때 마음을 모아 기를 느끼면 보통 때와는 달리 강력한 기감을 느낄 수 있다. 그리고 우리는 이 기감을 활용하여 우리 몸의 건강을 도모한다.

4) 기는 치료의 수단으로도 활용된다

기공치료라는 것이 알려져 있다. 기공치료란 기공을 연마한 기공사가 기를 상대방에게 쐬어 줌으로써 치료를 하는 것이다. 이때 활용되는 기는 두 가지이다. 하나는 기공사가 축기된 기를 상대방에서 주는 것이고, 또 다른 하나는 자연의 기를 기공사가 중간자 역할을 하면서 상대방에게 전해 주는 것이다. 하루 종일 기를 가지고 환자를 치료하다 보면 기공사의 기도 방전이 될 수 있기 때문에 기공사는 스스로 기의 수련을 게을리 해서는 안된다. 기공사가 비록 매개체로서 자연의 기를 환자에게 전달한다고는 하지만, 기본적인 배터리가 방전이 되면 힘이 더 드는 것은 당연한 이치일 것이다.

조금 깊이 읽기 기 연구

기는 동양사상에서 비롯되었다. 동양사상으로서 기의 개념은 유가·도가의 철학에서 시작하여 우주의 현상을 설명하는 도구로 활용되었다. 또한 한의학의 초기에서부터 다뤄지면서 동양 과학에서도 다뤄지고 있다. 철학과 과학의 만남에서 기는 중요한 연결고리 역할을 한다.

기의 철학적 연구가 음양오행설과 유가, 그리고 도가에서 시작이 되었지만, 이치로서의 '이(理)'와 현상으로서의 '기(氣)'는 조선시대 성리학 시절에 철학적 발전의 절정을 이뤘다. 기의 의학적 연구는 초기에 철학적 개념과 혼재되어 사용되었으나, 점차 침이나 약물에 기의 이론이 적용되면서 기를 현상학적 관찰의 도구로 활용하였다. 특히 한국 한의학의 《동의보감》에서는 기를 몸과 마음을 이루는 근본으로 다루고, 사상의학에서는 정(情)과 상응시켜 인간의 정서적 작용을 설명하고, 인체의 신체적·정신적 현상을 설명하는 중요한 개념으로 설정하였다.

근래에 들어 기는 과학적 검증의 시기를 맞고 있는데 특히 한·중·일 3국에서 활발하게 진행되고 있으며, 서구에서도 에너지라는 관점에서 광범위하게 연구되고 있다. 이 연구들을 종합하면 기는 결코 신비로운 것이 아니고 과학적 접근이 가능하다는 견해로, 실제로 물리적인 작용을 일으키는 정보가 실려 있는 에너지 개념으로 파악되고 있다.

기의 연구에서 물리적인 작용을 하는 에너지 개념으로 기를 파악하는 연구는 외부에서 기를 생체에 전달하는 외기(外氣)의 관점에서 진행된다. 즉 기공사로 하여금 기를 밖으로 조사하여 물질적인 변화를 가져오게 하는 연구이다.

- 기공사의 손에서 보통 사람의 100만 배에 해당하는 강한 자장을 측정하였다.
- 기를 쐬주면 심장 기능을 회복하고 박동을 정상화시킨다.
- 혈액의 점도와 혈소판 응집을 감소시킨다.
- 모르핀으로 중독시킨 쥐에게서 금단현상이 줄어들었다.
- 암세포의 핵분열이 감소되고, 림프구 세포가 증가하였다.
- 기공사의 의지에 따라 박테리아를 죽이기도 하고 살리기도 한다.
- 기가 유전자 변이율을 낮춘다.
- 식물의 생장 촉진, 개화 촉진, 잘 익음, 발아촉진을 하였다.
- 치과에서 발치를 할 때 통증이 완화되었다.

- 유해 산소의 양이 줄어들었다.

또 한 가지는 내기(內氣)를 키우는 방법으로 시행이 된다. 이때는 자기 수련이 필요하다.

- 파킨슨병 환자에게서 두뇌의 전반적인 기능을 향상시켰다.
- 심장의 효율을 증가시키고 산소 소모량을 감소시켰다.
- 비만환자의 대사를 활성화시켜 비만 상태를 개선시켰다.
- 뇌의 집중도와 입정(入靜)의 정도가 높아짐을 뇌파를 통해 확인하였다.
- 학생들의 성적 향상을 가져왔다.

방건웅(2005). 기가 세상을 움직인다. 예인

02

명상과 기의 통합

20세기를 지나 21세기 접어든 요즘의 화두는 단연 통합, 통섭이다. 이전까지 비과학적이라고 터부시 되던 학문 분야가 새롭게 각광받기도 한다. 인문학이 과학과 접목을 하기도 하고, 감정과 공학이 만나 감성공학을 만들어 내기도 한다. 의학과 보완대체의학이 만나 통합의학을 만들어 내고 있다. 사실 같은 목표를 가지고 있는 여러 재료들은 필요에 따라 얼마든지 통합이 될 수 있다. '기와 함께하는 15분 명상'에서는 명상과 기를 통합하여 운용하고 있다.

한의학에서 제시하고 있는 여러 방법들은 수련적인 요소가 있다. 기공의 경우, 기를 수련하는 것으로 정의되어 있는데, 일상에서 스스로 할 수 있는 방법을 제공하고, 건강 증진과 질병 예방이라는 양생의 목적이 있으며, 치료적 측면에도 응용된다는 점에서 명상과 공통점이 있다.

명상과 기는 같은 뿌리에서 출발했다고 볼 수 있다. 그것은 어쩌면 전 세계의 전통의학이 가지고 있는 근본적인 목표이다. 바로 인체의 기본적인 살아있는 에너지, 생기(生氣)를 중요한 개념으로 적용한다는 공통점이 있다.

명상은 이 생기를 종교적인 측면에서 고찰하고 발전을 시켰다. 불교나 힌두교에서 다루고 있는 여러 지혜가 명상이라는 마음 수련의 방법으로 제시되고 있다. 종교는 각 종파나 시대에 따라 변화를 하였고, 그것을 문자와 수련 방법으로 설명하면서 다양한 명상이 탄생한 것이다. 그렇지만 명상의 여러 방법을 통합적으로 설명하면, 집중의 방법과 알아차림의 방법으로 이분되는데 이 역시 종교적 차이와 밀접한 관련이 있다. 종교 가운데 불교는 자기 성찰을 가장 중요하게 생각하기 때문에 정신세계에 대한 설명이 많다. 불교의 여러 수행법들은 그대로 의학이나 일상생활에도 전수되어 활용된다. 인도의 아유르베다 의학은 요가라는 동작과 명상이라는 정신적 방법을 접목하고 있다. 요가는 동작 중심으로 명상이 가지고 있는 정신적인 문제에 보완적 역할을 한다. 때로는 명상과 요가가 결합되어 한 가지로 설명이 된다. MBSR에서도 하타 요가는 명상훈련에서 정식적 훈련방법의 하나로 활용된다.

기는 전통의학에서 받아들여 발전을 시켰다. 중국을 포

함한 극동아시아의 한의학이나 인도의 아유르베다 의학은 기 혹은 프라나를 의학의 핵심 개념으로 설정하고 있다. 의학은 종교에 비하여 훨씬 실증적으로 다루기 때문에, 마음 훈련을 강조하기보다는 침이나 약과 같은 도구들을 적극적으로 활용하였고, 수련에 있어서도 움직임이나 자세를 더 앞세우게 되었다. 중국의학, 한의학에서는 기공이라는 것을 의학적 수련법으로 받아들이고 있다. 이른바 기를 직접적으로 운영하는 것이다.

각기 다른 환경에서 발달한 명상과 기는 현대에 들어와서 서로를 잘 알게 되었고, 결국은 통합적인 모델을 조금씩 만들어 나가고 있다. 비록 아직은 종교와 의학이 통합되기 어렵듯이, 서로 간의 차이에 더 비중을 두고는 있지만, 그 원류가 하나인 이상 통합적인 고찰은 자연스럽게 이뤄지고 있다. 특히 명상의 여러 방법들은 서구의학의 검증을 통한 의학적 접근이 더욱 두드러지게 나타나는데, 이는 서구의학적 입장에서 다른 의학 체계의 개념이 아닌 하나의 프로그램으로 받아들임으로써 도리어 의학에 기반을 둔 기공에 비하여 쉽게 채용하는 결과를 낳고 있다.

그렇다면 명상과 기는 어떻게 서로를 받아들일 수 있는지 알아볼 필요가 있다.

지금 여기에 있는 기를 느끼는 것이 명상에 있어서 중요한 알아차림의 도구가 되는 것이다.

명상의 알아차림은 기에서 '기감'이라는 용어로 설명될 수 있다. 기는 상황 상황마다 변화를 하는데, 그 상황 상황마다 '지금 여기에 머무는' 알아차림의 기술은 기를 느끼는데 큰 도움이 된다.

분노하고 있을 때 자신의 마음을 관찰해 보자. 치밀어 오르는 무언가를 느낄 수 있다. 이때 치밀어 오르는 느낌이 바로 기와 연관이 된다. 그리고 곧 그 치밀어 오름이 변하는 것을 느낄 수도 있을 것이다. 치밀어 오르는 기운이 계속해서 지속될 수 없기 때문에 시간이 지나면서 사그라지게 된다. 이 역시 우리는 기감을 통하여 느낄 수 있다. 만일 기감을 실제로 느낄 수 있으면 알아차림은 조금 더 쉬워질 것이고, 기의 흐름은 관찰의 좋은 도구가 된다.

감정의 변화에 따라 달라지는 기의 현상을 보면, 우리는 감정의 변화를 우리 몸에서 뚜렷하게 느낄 수 있다. 그 변화를 그저 느낌이라고 소홀히 다루지 말아야 한다. 그런 느낌이 우리를 변화시키고, 그것이 지속되면 정신적인 문제뿐 아니라 다양한 신체 질병으로 이행되기 때문이다.

물론 기를 느끼는 것이 감정에 국한된 것은 아니다. 중국에서는 기감이 뛰어난 사람을 모아서 연구를 진행한 것이 있는데, 자신의 불편함을 관찰하다 보면, 치료를 해야 될 침 자리를 찾아낼 수도 있고, 특정 경락이 막힌 것 까지 밝혀낼 수 있다고 하니, 기감의 개발은 자신의 몸에 대한 각성에 도움을 준다.

Box 21 감정의 변화에 따라 달라지는 기

	감정의 변화	기의 변화
노	화가 난다	기가 위로 올라간다
희	기분이 좋다	기가 이완이 된다
우	걱정이 많다	기가 소모된다
사	생각에 빠진다	기가 뭉친다
비	슬프다	기가 소모된다
공	무섭다	기가 아래로 내려간다
경	놀란다	기가 흩어진다

기공에서는 기를 느끼는 것 이외에 축기공(蓄氣功)이라 하여 기를 쌓는 방법이 있다. 흔히 단전에 기를 쌓아 두는 것을 의미하는데, 명상을 하면서 나타나는 자연치유력의 증가가 축기의 다른 표현이라 할 수 있다. 그렇기 때문에 명상을 시행함에 있어서도 자신의 에너지를 극대화하는 것을 목표로 설정할 수도 있다.

《동의보감》에서 정신 건강을 다루면서 허심합도(虛心合道: 마음을 비우면 도와 합해진다)를 제시하고 있는데, 마음을 비우면 기가 자연스럽게 단전에 모여, 건강해지고 질병에서 벗어날 수 있다고 설명되어 있다. 즉 이러한 마음수련이 자연스럽게 기가 모이게 하고, 이 모인 기는 건강을 지켜주는 저축된 에너지가 된다는 것이다. 물론 이 마음수련은 명상에서 추구하는 대로 마음을 비우고 스스로 안정된 모습을 하면 자연스럽게 축기가 된다는 의미를 내포하고 있다. 이런 내용은 비단 축기에 해당되는 것만은 아니다. 인체가 이완을 하면 자연스럽게 몸에서는 에너지가 축적되는 것으로도 설명이 가능하다.

명상이 정적인 자세라면, 기의 수련은 동적인 동작을 추가하고 있다. 태극권 같은 움직이는 기공의 경우, 기본적으로 동작을 정확하게 따라하면 일정 수준의 경지에 오를 수 있겠지만, 여기에 명상적 요소가 추가되면, 완성된 자세를 이룰 수 있다. 기공은 의학적인 관점에서 발전하였기 때문에 자세나 동작을 중요하게 생각한다. 바로 사람들이 이를 교육받아 그대로 따라하면 효과를 볼 수 있게 하기 위해서다. 기공에도 정신 수양, 마음 수양적인 측면이 있지만, 자세와 호흡을 중시하는 것은 그러한 이유 때문이다.

기공에는 여러 가지 방법이 있다. 자세를 중요하게 생각하는 대표적인 것이 태극권이다. 호흡을 중요하게 생각하는 것은 단전호흡이다. 정신을 중요하게 생각하는 것은 마음을 가라앉히는 청심법(淸心法) 등 여러 정신요법이 활용된다. 그런데 의학기공에서는 표준화된 방법을 선택하기 위해 자세에 비중을 두고 호흡과 정신의 문제를 같이 고려하여 프로그램을 만든다. 그 가운데 대표적인 방법이 《소림내경일지선》에 나온다. 이 방법은 기공 훈련에 필요한 자세를 통하여 기가 자연스럽게 쌓이고, 또 전신으로 고루 펴지도록 돕는 방법이다.

현재 가장 활발하게 응용되고 있는 MBSR과 기공의 세 가지 요소를 비교할 수 있다. MBSR의 여러 훈련들도 기공의 입장에서 보면 각기 다른 특성이 있기 때문에 특정한 한 가지에 몰두하기 보다는 여러 가지 방법들을 응용할 필요성이 제기된다.

Box 22 | 마음챙김 명상과 기공의 비교

기공삼조	조신 (자세조절)	조식 (호흡조절)	조심 (정신조절)
MBSR	정좌 명상 하타 요가 걷기 명상	호흡 명상	건포도 명상 보디 스캔 현재에 머물기
해석	바른 자세를 기반으로 한 이완훈련	바른 호흡을 기반으로 한 호흡훈련	바른 정신을 기반으로 한 정신훈련

명상과 기의 만남은 동양문화권의 숙제이다. 어떻게 보면 같은 위치에 처해 있다고 볼 수도 있다. 이 둘은 동양문화권의 특성을 가지고 있으며, 이것들은 서양문화와 분명한 차이를 가진다. 최근 과학이라는 말이 뜨고, 철학이라는 말이 사양길에 접어들었다고 생각할 수 있지만, 동양문화권은

분명히 철학적인 면에 강점이 있다. 특히 철학과 과학이 절묘하게 만나 의학을 만들었는데, 여기에 등장하는 한의학, 기, 명상이 철학과 과학의 만남이라고 할 수 있다.

치료자의 입장에서는 동양문화권의 치료자는 치료기술을 가지고 있는 사람이라기보다는 치료지도를 할 수 있는 사람으로 여겨진다. 기공을 하는 사람이나 명상을 하는 사람은 다른 사람에게 그 방법을 단지 시술하는 것이 아니라 다른 사람 역시 그 방법을 익히도록 하며, 스스로도 일정한 수련을 지속해야 한다는 것이다. 또 하나 중요한 것은 치료로 끝나는 것이 아니라는 것이다. 치료 이후에 변화를 가져오도록 돌봄과 치유를 목표로 시행하는 것이다.

명상과 기는 의학적인 관점에서 통합의학의 개념과 유사하다. 통합의학은 건강의 목표를 자기치유력의 극대화와 자기 관리를 목표로 한다. 한의학에서는 양생법을 통하여 기를 강화시키는데, 이 방법은 통합의학에서는 활력(vitality)의 개념으로 수용하고 있다. 통합의학은 생기를 강화하는 것을 하나의 목표로 하며 단지 의사와 환자와의 관계에서 치료자와 환자로 만나는 것이 아니라, 환자가 가지고 있는 정신과 육체, 그리고 영적인 문제를 포괄하여 관리함으로써 자기 스스로 질병을 극복하도록 돕는 것이다. 명상과 기는 서구에서도 이미 많은 부분을 받아들여서 의료현장에서 활용하고 있다. 명상은 과학적 기반과 의학적 수용에서 모두 높은 점수를 받고 있다. 기는 의사의 수용에서는 비교적 높은 점수를 받고 있지만, 과학적 근거가 더 필요한 것으로 설명되고 있다.

명상과 기는 서구의 방법들을 채용하기에 급급한 우리 현실에서 한국인의 몸과 정신에 적합한 방법을 추구함에 있어서 우리의 전통적 방법을 모색할 필요성이 제기되고 있으며, 이에 대한 해결책의 역할을 담당해야 한다.

조금 깊이 읽기 기공

기공은 보완대체의학 분야에서도 활발하게 연구되는 분야이다. 기공은 전통한의학에서 마음과 몸의 수련을 위한 것이면서 또 환자의 치료에도 적용된다.

그렇지만 기공 역시 명상처럼, 그 방법이 너무 광범위하여 기공이 무엇인지, 어떤 기공이 효과가 있는지에 대한 검증은 그만큼 부족하다. 중국에서도 기공치료를 의료 현장에 활용함에 있어서 기법을 명확하게 하고, 표준화하는 작업이 진행되었다. 태극권도 의료용 표준화를 만들어서 24식으로 단순화하여 보급하고 있다. 비록 이전의 고수 기공이라고는 할 수 없지만, 일반인들이 쉽게 따라할 수 있고 목적을 명확하게 하여 건강을 찾고자하는 환자에게 적용될 수 있는 프로그램으로 제작되고 있다.

소림기공내경일지선(少林氣功內勁一指禪)은 환자나 일반인에게 적용될 수 있는 건강 회복을 위한 의료기공의 한 가지이다. 이 공법은 입정(入靜)이 필요 없고 정신집중을 강조하지 않으며 동작과 자세의 정확성만 강조하여 일반사람이 기를 얻는 데 빠르고 공력이 크며 치료효과가 좋은 것으로 알려져 있다. 자세를 중요시 하는 것은 최근 중국 의료 기공의 특징이다. 정신을 강조하다보면 치료를 받는 사람들 사이에 효과의 차이가 많이 나고, 또 심각한 부작용에 빠지는 사람들이 있기 때문이다. '내경'이란 인체 활동의 능력으로 인체 내에 잠재해 있는 힘과 에너지를 의미한다. '일지'란 단련과정에서 열 손가락과 열 발가락을 규칙적으로 움직임을 의미하는데 사지의 말단을 움직여서 기를 모으는 공법으로, 기를 느끼고 이를 활용하는 데 유용한 방법이다. '선'은 범어로서 잡념을 없애고 안정을 한다는 뜻으로 생활상에서의 수련자세를 의미한다. 이때 정확한 자세를 유지하면 자연스럽게 정신이 집중되고 안정되는 것이므로 정신집중을 억지로 할 필요는 없다.

① 몸의 움직임으로부터 시작된다. 대략 10분 정도가 걸리는데 몸에 열을 내기 때문에 열신법(熱身法)이라고 한다. 몸을 움직여 열을 냄으로써 기의 움직임을 시작하고, 기의 순환이 잘 되게 하는 것이 목적이다.

② 30분 진행되는데 기를 쌓는다고 하여 축기공(蓄氣功) 또는 움직임이 없이 자세를 유지한다는 의미로 참장공(站庄功)이라고 한다. 기를 단전 부위에 모으는 것이 목적이다.

③ 기의 순환을 위해 15분 동안 진행되는데, 기를 조절한다는 의미에서 조기공(調氣功), 움직임을 강조한다는 의미에서 동공(動功)이라고 한다. 단전에 모은 기를 전신으로 골고루 퍼뜨리는 것이 목적이다.

④ 마무리 동작으로 5분 정도 진행된다. 기를 거둔다는 의미로 수세(收勢)라고 한다. 기를 자신의 몸에 안정화시키는 것이 목적이다.

기공에는 비록 여러 공법이 있지만, 의료에서 활용되는 대부분의 공법들은 위의 단계를 밟고 있다.

화병스트레스클리닉. http://cafe.naver.com/hwabyung;
안덕해(1994). 소림내경일지선. 대광출판사

03

일상에서의 기 라이프

한의학에서 기를 이용하여 건강을 회복하고 웰빙의 상태를 유지하기 위한 노력은 '양생법'으로 집약이 될 수 있다.

양생법은 문자 그대로 생기를 양육하는 것으로 생기를 키우면 스스로 건강을 지키고, 질병 없이 장수할 수 있다는 것이다. 양생법은 노령화 사회로 접어들고 있는 한국사회에서 앞으로 주목받는 분야가 될 것이다.

양생법에 대한 한의학의 비중은 《동의보감》에 잘 나타나 있다. 《동의보감》의 1편 1장에 해당하는 것이 양생법으로 《동의보감》을 펼쳐보면 가장 먼저 설명되어 있다. 양생법은 우리의 일상에서 적용할 수 있는 방법을 명확하게 기술하고 있다는 점에서 중요하다. 이 방법을 그대로 따라 하기만 하면 된다. 물론 이 책의 내용에는 소위 '도사'가 되는 방법들이 수록되어 있다. 그렇지만 그것은 당시의 시대적 요구의 한 단면으로 보면 된다. 세상을 등지고, 해탈을 최고의 목표로 생각했던 사람들이 당시에도 분명히 있었을 것이다.

양생법에 따른 삶의 모습에 대하여 한의학의 고전인 《황제내경》에서는 다음과 같이 설명하고 있다. 외부의 나쁜 기운을 맞추어 피하고 편안하게 마음을 비우면 진기(眞氣)가 모이고 정신을 간직할 수 있어서 질병이 들어오지 않는다고 하였다. 그 방법으로 뜻을 한가롭게 하여 욕심을 적게 하고, 마음을 편안히 하여 두려워하지 않고 몸을 적당히 움직여서 게으르게 하지 않으면, 그로 인하여 기가 순조로워

Box 23 양생법

종 류	의 미
정신양생	정신과 육체의 관계를 설정하고 정서 조절을 한다
사시양생	계절과 환경에 적합한 생활을 한다
기거양생	하루의 일과를 양생의 법칙에 따라 한다
수면양생	수면 리듬을 지킨다
방사양생	성생활에서 양생의 법칙을 지킨다
휴일양생	적절한 노동과 활동을 유지하면서 휴식을 취한다
음식양생	음식은 양생에 중요한 자료이다
의료양생	기공, 운동, 안마와 함께 치료를 게을리 하지 않는다
양생약물	몸에 맞는 보약을 적절히 복용한다

져서 하고자 하는 것을 쫓아 모두 이룰 수 있다. 그리하여 음식을 맛있게 먹고 옷을 적절하게 입으며 세상을 즐기고 지위를 따지지 않고 서로 부러워하지 않기 때문에 소박하다고 한다. 이러한 태도를 취하면 욕망에 끌리지 않고 음란한 것이 마음을 현혹하지 못하여 모두 자신의 환경에 얽매이지 않고 도리에 맞게 산다. 이렇게 살게 되었을 때 100세를 건강하게 살 수 있다.

현재에 살면서 이 옛사람의 모습을 그대로 따라갈 수는 없다. 그렇지만 소박하게 살면서 욕심을 줄이고, 활동을 게을리하지 않는다면 양생의 도리를 깨닫는 것이고 결국 기의 순환을 올바르게 하는 것이다.

한의학에서 양생을 하기 위해서 활용되는 방법들은 이른바 기 라이프라고 할 수 있다. 기 라이프를 통해 우리의 몸은 원기를 충족시키고, 기운을 잘 소통시키고, 내부 장기의 조화와 함께 환경에의 적응 등을 이루는 것이다.

1) 양생의 핵심 원칙

우리 몸의 기를 온전하게 하여 건강을 유지하는 데 주의해야 할 것들은 다음과 같다.

① 말을 적게 하여 내기(內氣)를 기른다.
② 색욕을 경계하여 정기(精氣)를 기른다.

③ 음식을 담백하게 먹어 혈기(血氣)를 기른다.

④ 침을 삼켜 오장의 기(藏氣)를 기른다.

⑤ 성을 내지 않아 간기(肝氣)를 기른다.

⑥ 음식을 맛있게 먹어 위기(胃氣)를 기른다.

⑦ 생각을 적게 하여 심기(心氣)를 기른다.

2) 일상생활

아침에 일어나서 기를 키우는 방법이 《동의보감》에 소개되어 있다. 매일 아침 일찍 일어나 몸을 따뜻하게 한 채로 호흡을 조절하고 치아를 마주쳐 정신을 모은다. 한참을 하면 몸 전체가 화창하고 혈맥이 저절로 흐른다. 입에 자연스럽게 침이 생기면 이것을 입속에서 돌리고 삼키면서 단전까지 내려간다고 생각한다. 이것이 끝나면 평소에 먹던 보양하는 약을 먹고, 양손을 문질러 열을 내게 한 이후, 얼굴부터 전신을 마사지 한다. 이후에 머리를 빗고 양치질하고 세수를 한 후 명상을 하고 정원을 산책한다. 간단하게 아침 식사를 한 이후 다시 산책을 가볍게 한다.

3) 마음가짐

사람이 욕심을 버리면 저절로 마음이 고요해지고, 마음을 맑게 하면 정신이 깨끗해져서 욕망이 생기지 않고 몸

안의 독이 없어진다.

사람이 마음을 비우면 도(道)와 하나가 되고, 마음을 두게 되면 도와 어긋난다. 신체를 단련하는 묘미는 정신을 모으는 데 있다. 정신이 모이면 기가 모이고, 기가 모이면 단(丹)이 만들어지고 단이 만들어지면 신체는 자연스럽게 단련되는데, 이때 마음을 비우는 것이 가장 먼저 선행된다.

4) 침

기를 한의학에서 직접적으로 적용하는 것은 침이다. 기는 인체의 경락이라는 일정한 경로를 통하여 원활하게 흘러야 하는데, 원활한 순행이 되지 않을 때, 이를 소통시키는 치료 수단으로 활용하는 대표적 치료 수단이 바로 침이다. 기가 잘 통하지 않으면 그곳이 뭉쳐지고, 뭉쳐지면 통증이 발생한다는 이론, 즉 불통즉통(不通卽痛)은 침구학 이론의 가장 기본이 된다. 또한 기의 순환 통로인 경락은 오장육부의 성질을 각기 가지고 있으며, 감정에도 반응을 한다. 소화가 안되어 배가 아픈 사람에게 엄지와 둘째 손가락 사이의 합곡(合谷)이라는 혈자리에 침을 놓는 것은 그곳이 바로 대장의 기운이 흘러가는 곳이기 때문으로 그곳에 침을 놓으면 대장 운동이 강화되어 소화를 잘 시키면서 통증이 줄어드는 것이다. 또 불안이 심하여 가슴 두근거림이 진정이 되지 않은 사람에게 손바닥에 있는 노궁(勞宮)이라는 혈자리에 침을 놓는데 이곳은 심장과 정서의 기능을 담당하는 심포경(心包經)의 기운을 조절하여 심장의 두근거림과 불안감을 안정시키는 것이다.

Tip 14 침과 명상의 접목

침은 인체에 자극을 주어 일시적인 긴장감을 유도한 후에 안정감과 이완감을 줄 수 있다. 특히 신체적 이완에 도움을 줄 수 있으며, 이완의 감각을 극대화할 수 있다는 장점이 있다. 마음의 안정만으로 이완을 느끼기 어려운 경우, 신체적 이완이 동반되면 이완을 더욱 뚜렷하게 느낄 수 있다. 침을 통한 이완을 경험하기 위해서는 국소적인 자극 이후에 전신으로 골고루 퍼지는 이완감을 느낄 수 있어야 한다.

전신의 안정과 평화, 특히 마음의 안정을 유도하는 명상과 특정 부위의 신체적 이완을 유도할 수 있는 침 자극의 결합은 서로 간의 부족한 점을 메우는 것뿐만 아니라, 더욱 발전할 수 있는 시너지 효과가 높은 모델로 만들어 나갈 수 있다.

화병클리닉을 찾는 환자들 중에는 조금 전까지 억울함과 분함을 호소하다가도, 침을 맞은 후 쿨쿨 잠이 드는 경우를 자주 접한다. 침을 맞으면 평안과 이완이 찾아와서 이런 현상이 일어나는 것이다. 근육의 긴장도를 측정하는 근전도 실험에서도 침시술 직후에는 긴장도가 올라가지만 시간이 지날수록 원래의 상태보다 더 이완된 모습을 볼 수 있다고 한다. 스트레스 질환에 침이 효과가 있는 것도 이런 현상과 일치한다.

명상을 하면서 침을 맞아보면, 감각을 더욱 뚜렷하게 느낄 수 있다. 명상을 유도하는 양손의 따뜻한 감각 같은 것은 침

자극과 동시에 하면 훨씬 쉽고 강하게 느낄 수 있다. 침 명상이라고 명명될 수 있는 이러한 방법은 아직 체계적으로 완성되어 있지 않다. 그렇지만 이 두 가지 방법을 융합하여 활용하면 감각의 개발을 통해 '현재, 그리고 지금'과 '마음 챙김'에 기여할 수 있다.

5) 한약

한약은 한의학에서의 치료 방법인 조화와 균형을 이루는 목적으로, 그리고 인체를 보하는 목적으로 활용된다. 한약물들은 그 성질에 따라 달리 쓰이는데, 성질에 따라 특정 증상을 조절하는 데 활용된다. 열이 많이 있다면 열을 떨어뜨리는 약을 쓰고, 반대인 경우는 몸을 데우는 약을 쓴다.

한약은 음식과 차로도 활용이 된다. 음식과 차는 한약에 비하여 성질이 강하지 않지만, 일상에서 적용하기에는 쉬울 수 있다.

몸이 차다면 생강을 차로 끓여 먹으면, 몸이 후끈함을 느낄 수 있고, 몸에서 기운이 빠져나가는 것 같을 때 오미자를 활용하면 기운이 안으로 들어오는 것을 느낄 수 있으며, 마음이 답답하면 박하를 차로 마시면 가슴이 시원해지는 것을 느낄 수 있다. 이처럼 약이나 차를 통해 몸의 느낌이 바뀌는 것을 알아차리는 것도 명상과 접목하여 활용할

| Box 24 | 한약의 사기 오미

성 질		약 물
사기 (四氣)	한(寒): 열을 떨어뜨리고 진정	황련·황백·대황·석고
	열(熱): 열을 내고 자극을 줌	육계·건강·생강
	온(溫): 기운을 올리고 마음을 편하게	인삼·황기·당귀·천궁
	냉(冷): 음을 보하고 화를 내림	시호·치자·목단피·생지황
오미 (五味)	산(酸): 기운을 안으로	오미자·산수유·매실
	고(苦): 열을 떨어뜨리고 안정	황금·황련·황백
	감(甘): 근육 이완, 피로 회복	감초·대추·연자육·용안육
	신(辛): 기운을 밖으로	박하·소엽
	함(鹹): 굳은 것을 부드럽게	곤포·해조

수 있다.

6) 음악

음악과 같은 예술은 기의 변화를 사람이 주도적으로 할 수 있어서 각광을 받는다. 약을 먹는 것과 침을 맞는 것이 수동적인 방법이라면 예술은 의사나 치료사가 일방적으로 제공하는 것이 아닌, 자신이 찾아 나가고 이를 스스로 활용한다는 점에 차이가 있으며, 이렇게 스스로 찾아 나가는 능동성 때문에 치료 효과를 배가할 수도 있다.

Tip 15 자신의 감정을 토해 내는 한방 음악 요법

한방음악치료 가운데 자신의 감정을 그대로 밖으로 토해 내는 방법이 있다. 억울하고 분한 감정이 있는 사람, 가슴에 무엇인가 쌓여 있는 사람에게 화를 밖으로 표출하는 방법으로 활용된다.

주 제	내 용
복식호흡	대금은 위로 상충된 기운을 가라앉히는 기능이 있어 대금의 진양조 장단에 맞추어 복식호흡을 한다. 이 방법은 본격적으로 음악에 몰입하기 전 호흡을 조절하는 목적이다.
구음(口音) 요법	장구의 구음인 '쿵', '덕', '덩' 발음을 저음·중음·고음으로 소리내게 한다.
오행리듬 요법	오행음악 가운데 목기(木氣)음악에 맞추어, '마라카스'를 사용해 침자리를 자극한다. 기의 촉발을 일으키는 목기음악을 사용하여 울체된 기혈을 순환시키기 위한 목적이다.
포산음악 요법	장구를 사용하여 직접 장단을 맞추어 악기를 연주한다.
해울음악 요법	우드블록을 이용한 목기리듬을 시행한다. 간기(肝氣)의 촉발을 일으키는 목기음악에 맞추어 시행한다.
복식 가창법	음(陰)에 해당하는 '모' 발음과 양(陽)에 해당하는 '미' 발음을 사용하여 가창하도록 한다.

특히 한방음악치료는 한의학의 음양오행 이론을 기초로 만들어져 새롭게 조망되고 있다.

화병환자들에게는 자신의 억울함과 슬픔을 밖으로 호소하고 자신이 도움받기를 바라고 화풀이 등의 충동성을 나타내는 것에 도움을 주는 음악이 제시된다. 즉 외부적 소리세계로 유도하는 동질성의 원리를 사용하여 슬픈 느낌을 주는 단조 음악을 제시하고 음악청취를 통한 카타르시스 효과를 얻는 방법으로 음악을 선택한다. 이는 슬픔은 분노하고 격앙된 기세를 꺾고 평안하게 하는 효과가 있다는 한의학의 정신요법적 해석을 바탕으로 한다.

7) 기공 훈련

가장 기본이 되는 것은 축기로, 쉽게 말해 기를 저축하는 것이다. 축기를 위해서는 자연의 기운을 단전까지 끌어들어야 한다. 호흡을 안정스럽게 하고, 아랫배가 따뜻하다는 느낌을 받을 정도면 충분하다. 그렇게 단전이 따뜻한 상태가 지속되면 인체의 자기치유력은 더욱 활성화된다. 축기를 위한 기공 훈련 가운데 마보참장공이 대표적이다.

이 공법은 기마자세로서 《소림내경일지선》의 기초공법인 '축기공(築基功)'이다. 즉 다리를 단련하는 것이 본 기공의 기초로서, 움직이지 않고 오래 있는 것이 장수한다는 자연의 법칙에서 비롯되었다. 동물 중에는 말이 항상 서 있으

Box 25 마보참장공

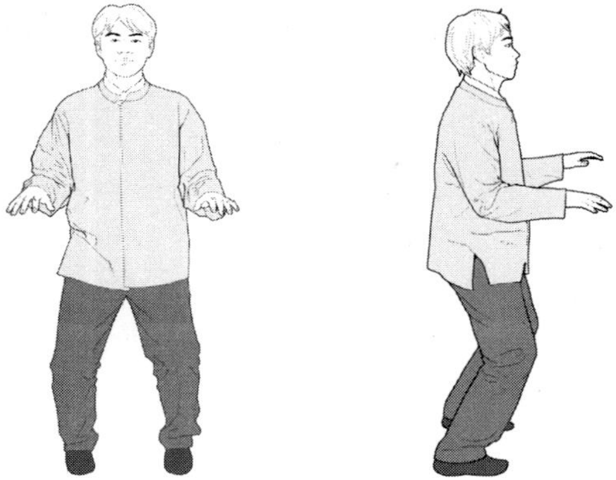

1. 두 발을 어깨 너비로 벌리고, 발끝을 안쪽으로 10° 정도 돌린다.
2. 열 발가락은 땅을 틀어 잡되 힘을 주지 않는다.
3. 무릎을 굽히면서, 무릎이 발끝을 넘지 않도록 한다.
4. 배는 당기고 항문에 힘을 주어 올린다.
5. 가슴을 모으고 등을 편다.
6. 턱을 당기고 혀끝을 입천장에 붙이며, 눈은 앞을 본다.
7. 코끝과 배꼽이 일직선이 되어 땅과 수직이 되게 한다.
8. 겨드랑이를 자연스럽게 벌린다.
9. 어깨를 내리고, 팔과 지면은 평행하게 한다.
10. 두 팔은 서로 평행하게 한다.
11. 손가락은 조금 오므린다.
12. 상반신은 편안하게 하며 얼굴에 가볍게 미소를 띤다.

면서도 지치지 않아 말의 자세를 응용하였다.

이 동작은 생각으로 단전에 기를 모으는 것을 억지로 하지 않아도 자세를 정확히 취하면 기가 자연스럽게 단전에 모이며 이때 하반신은 긴장하고 상반신은 이완한다. 이 훈련을 매회 30분 이상 실시하며, 점차 자세를 낮춤으로써 훈련의 강도를 높일 수 있다. 단련을 함에 자신에게 맞는 정도의 참장상태를 선택하여야 하는데 다리를 상하로 움직이고, 팔을 앞뒤로 움직이면서 자신을 자연과 가장 일치된 상태로 이끌도록 하여야 한다.

Tip 16 108배(종교의식의 의학적 적용)

절에서는 108배를 많이 한다. 부처님을 향하여 108번의 절을 하는 것이다. 반복적인 동작을 108번 하는 것으로 20분 정도의 시간이 걸린다. 배우기에 어려운 동작이 아니고 쉽게 따라할 수 있는 동작이지만, 반복적으로 하다보면 힘이 들고, 땀이 나고, 때로는 어찔하기도 한다. 그렇지만 반복적인 동작을 계속하는 것이기 때문에 몇번 정도를 반복하다보면, 익숙해지고 힘도 그렇게 많이 들지 않는다. 108배를 함에 있어서 치유적 차원에서 육체적인 측면 이외에도 다음과 같은 효능이 있다.

① 반복적인 동작을 되풀이함으로써 자신의 몸을 일정한 리듬으로 유지하며, 머리가 맑아진다. 그리고 맑아진 머리에서 때로는 좋은 생각을 만들어 낼 수가 있다. 산보를

하면서 사색을 하는 것과 같은 효과라고 할 수 있다.

② 절이라는 방식을 통하여, 자신을 낮추고, 상대방 또는 자연에 대한 감정을 누그러뜨릴 수 있다. 때로는 영적 역량을 강화하기도 한다.

108배로 마음의 평안을 얻은 사례가 있다.

환자는 반복적인 절을 하면서, 앞에 있는 부처의 얼굴을 보게 되었다. 그런데 한참 절을 하다 보니, 그 부처의 얼굴에 시어머니의 얼굴이 오버랩되는 것을 경험하게 되었다. 부처의 얼굴과 겹쳐서 나타나는 시어머니의 얼굴을 본 것이다. 이 경험을 하고 집에 돌아와 시어머니를 보게 되니, 이전에 가졌던 시어머니에 대한 원망과 질시는 사라지고, 측은한 마음과 애정이 싹텄다고 한다. 반복적인 절을 하면서 가지는 치유적 차원에 대한 효능을 얻은 것이다. 반복적 동작을 통하여 시어머니와 부처님이 연결된다는 진리를 깨달은 것이고, 또 자신의 감정을 누그러뜨리고 상대를 존중하는 마음을 가질 수 있다는 것이다.

강동경희대학교병원의 명상 시간에는 간혹 의사와 환자가 108배를 같이 한다. 의사와 환자가 마주보면서 서로를 존중하고 아끼는 마음으로 20분 동안 그저 서로에게 절을 한다. 그리고 20분이 지나면 서로에게 존경하는 마음과 함께 조그마한 진리를 각자 깨닫게 된다. 환자의 마음을 다 읽을 수는 없지만, 의사의 마음속에 환자를 자신의 몸과 같이 사랑하고 아끼고자 하는 마음이 샘솟는 것을 느끼게 된다. 의사와 환자가 같이 명상을 하면서 느끼는 그런 마음이다.

조금 깊이 읽기 기의 활용이 어디까지 진행되고 있나?

기는 동양문화에서 가장 많이 다뤄지는 개념이다. 의학적인 개념뿐 아니라 사회·문화·정치와 자연계의 여러 현상을 설명하는 도구로 다루어져 왔으며 굳이 한의학에서만 다루는 좁은 개념이 아니다. 기는 한의학에서의 의학적 관점뿐만 아니라, 정보가 실려 있는 에너지의 개념으로, 양자역학과 같은 물리학적 접근, 영성과 같은 종교적 접근, 이(理)와 대비되는 철학적 접근, 심지어는 경제학·사회학·농학·환경학 그리고 예술에서까지 기는 활용되고 있다.

과거에 활용되어 왔던 기의 개념이 너무 넓다보니, 현대사회에 들어오면서 적용을 잘 하지 못하는 측면이 있기는 하다. 그렇지만 이 기에 대한 활용을 점차 현실적으로 구체화하고, 또 과학화하면서 일상에서의 기의 활용이 새로운 시각으로 다가오고 있다.

1. 기의 체험

기를 체험하기 위해서는 오감을 모두 이용하게 된다. 특히 자연환경을 활용하여 그 느낌을 강화시키는 여러 시설들이 우리나라에 속속 생기고 있다. 삼림욕이 대표적인 것이고, 온천과 등산을 연계한 프로그램, 조용하게 머물면서 쉴 수 있는 곳들이 그 예이다. 온천만 하여도 이전까지 온천수의 효능에만 머물러 있었다면, 이제는 여러 가지 기의 성질들을 활용하여, 다양한 온천 형태를 만들어 가고 있다. 수압 마사지와 온수를 통하여 양(陽)의 기(氣)를 취하는 테라피, 음파를 이용하여 느낌을 강화하면서 음(陰)의 기(氣)를 취하는 테라피, 풍욕을 통하여 음양의 기를 조화롭게 만드는 윈드테라피와 같이 음양의 기를 이용한 방법을 활용한다. 또 나무의 기를 활용하여 목(木)의 기운을 활성화시키고, 돌의 기를 활용하여 금(金)의 기운을 활성화시키며, 아로마, 약재 등을 활용한 오행 적용 프로그램들을 운영하기도 한다.

진안홍삼스파. http://www.redginsengspa.kr

2. 기의 측정

기를 직접 측정하는 것이 쉬운 일은 아니다. 그렇지만 기의 자기적 특성과 열성 특성 등을 활용하여 기를 측정하려는 시도가 있었는데 대표적인 것이 키를리안 사진기이다. 찍고자 하는 대상을 전극판 위에 놓고 전류를 통하면 순간적으로 고전압에 의한 코로나 방전에 의해 해당 물체의 모양이나 색깔이 나타나는데 이것이 그 물체의 생명력이나 기라는 설명이다.

한의학계에서도 기를 직접 측정하는 시도가 일부 진행이 되어왔다고는 할 수 있지만, 아직 성공적으로 정착되지는 못하고 있다. 그 가운데 생기능의학 분야에서 측정되는 여러 분석 자료를 활용하여 기의 강약과 성질을 설명하려는 시도가 있다. 생기능의학이 추구하는 방향이 역동적 생명력과 기능 상태를 측정하는 것이며, 미병관리와 건강증진을 목표로 하고 있기 때문이다. 서구에서 개발된 심박변이도(HRV)는 자율신경기능을 평가하는 도구이다. 이 도구는 한의학 분야에서의 연구를 통하여 한열과 음양의 조화와 같은 측정에 원용되고 명상, 기공, 호흡훈련 등의 효과 판정에도 활용되고 있다.

전국한의과대학 진단・생기능의학교실(2008).
생기능의학・군자출판사

4

기와 함께하는 15분 명상법

學而時習之 不亦說乎

– 배우고 때로 익히면 또한 기쁘지 아니한가?

– 배우고 이것을 꾸준히 실천하면서 점차 나아가는 나의 모습을 깨닫게 되면 어찌 즐겁지 않겠는가?

《논어》

01

세 가지 훈련

의사의 추천을 받아 명상을 처음 배우러 방문을 하는 사람들은 '어떤 명상을 하는 것이 가장 좋은가?' 그리고 '그 명상을 내가 할 수 있을까'에 관심을 갖는다. 강동경희대학교병원에서는 명상과 기공을 접목한 훈련을 교육한다고 하면 명상도 힘들 텐데 거기에 기공까지 하느냐며 지레 겁을 먹기도 한다.

"몇 번 정도 해야 됩니까" 하면서 조급한 마음을 드러내는 사람이 있는가 하면, "정신과 약물 같은 다른 치료는 다 끊을 수 있나요?"라고 완벽한 치료를 요구하기도 한다.

이 책 《기와 함께하는 15분 명상》은 명상이나 기공을 처음 접하는 사람들도 쉽게 따라 할 수 있도록 만들었다.

그러면서 명상이 갖추어야 할 조건을 모두 갖추며, 한방신경정신과에서 추구하는 이상적인 건강 상태를 목표로 정하고 내용을 구성하였다. 또한 환자 눈높이에 맞추기 위하여 시간과 방법을 조정하였다.

그렇다면 명상과 기공에서 말하는 그 기본 요소는 무엇인가?

마음과 정신을 건강하게 만드는 기본적인 요소는 무엇인가?

명상이나 기공에는 종류가 많다. 그리고 그것을 하나하나 익혀나가는 것이 쉬운 일은 아니다. 물론 각 방법이 특정한 상황이나 증상, 혹은 질환에 적용하기 위하여 특별히 개발된 경우도 있다. 그렇지만 그 방법에는 공통적인 요소가 있다. 움직임을 강조하는 태극권에서도 호흡을 중요시하며, 단전호흡 같이 가만히 앉아서 하는 훈련에 있어서도 마음챙김을 설명하고 있다. 또한 한의학의 모든 훈련법에서는 '기'를 최우선적으로 강조하고 있다. 《기와 함께하는 15분 명상》에서 이렇게 공통분모에 해당되는 것을 뽑은 것은 명상이나 기공을 올바르게 접할 수 있게 할 뿐만 아니라, 특히 환자의 눈높이에서 쉽게 습득할 필요성이 있기 때문이다. 그리고 이 기본적인 요소를 익히고 나면, 여러 다른 방법들을 응용할 수 있는 능력을 기초적으로 가지게 된다. 명상과 기공의 넓은 영역으로 나갈 수 있게 된다.

'기와 함께하는 15분 명상'을 하는 목표를 설정해 보자.

가장 기본이 되는 것이기는 하지만, 어쩌면 모든 치료의 목표이기도 하다.

- 마음만 먹으면, 마음을 편안하게 가져갈 수 있다.
- 마음만 먹으면, 가슴 두근거림을 줄일 수 있다.
- 마음만 먹으면, 손끝의 온도를 올릴 수 있다.
- 마음만 먹으면, 입에 침이 고이게 할 수 있다.
- 마음만 먹으면, 특정 신체 부위에 정신을 모을 수 있다.
- 마음만 먹으면, 그 신체 부위에서의 감각을 느낄 수 있다.

이렇게 마음만 먹으면, 우리의 몸과 마음을 스스로 조정할 수 있게 되는 것이 바로 명상과 기공의 목표가 된다.

'기와 함께하는 15분 명상'은 누구에게 가장 필요한가.

물론 건강한 사람이 이 방법을 미리 익힌다면 건강한 몸을 유지하고, 더 나아가 이상적인 몸과 마음을 만들어 갈 수 있을 것이다. 그렇지만 몸이 건강한, 특히 젊은이들에게 이 방법을 설명하면 그렇게 반가워하지 않는다는 것이다. 이 훈련을 받은 여러 사람가운데 선호도가 높은 경우는 다음과 같다.

- 불안이 있는 사람
- 가슴 두근거림이 잘 조절되지 않는 사람
- 매사에 쉽게 긴장이 되는 사람

- 잠이 들기 어렵거나 깊은 잠을 자지 못하는 사람
- 가슴이 답답한 사람
- 집중을 하지 못하는 학생이나 직장인
- 손발이 찬 사람
- 혈압이 높고, 뒷목이 뻣뻣한 사람
- 열이 치받는 사람
- 암 환자
- 갱년기 여성

선호도를 나열하다보면 가끔씩은 누구나 경험하는 그런 문제인데 그것은 우리가 스트레스 속에서 살고 있기 때문이다.

'기와 함께하는 15분 명상'의 궁극적인 목표는 '충분한 이완 상태를 경험하고, 이 이완 상태에서 생기는 인체 내의 자생적 에너지를 일상생활에 적용'하는 것이다.

독감에 심하게 걸려 끙끙거리며 밤을 지샌 경험이 있을 것이다. 이렇게 하루 이틀을 고생하다가 어느 날 깊게 한 잠을 자고 나서 다음날 상쾌한 기분으로 눈을 떠 본적이 있을 것이다. 피로에 지쳐서 지하철에 잠시 깜박했는데, 눈을 뜨니 왠지 개운한 느낌을 받은 적도 있을 것이다. 이렇게 하룻밤의 깊은 잠과 잠시의 쪽잠이 사람의 기분뿐 아니라 컨디션을 좋게 하는 것은 '충분한 이완 상태'에서 생긴 '인체 내의 자생적 에너지'의 활성으로 인한 것이다.

1) 이 완

"충분한 이완 상태를 경험해 본 적이 있나요?"

일전에 산행을 하고 돌아오는 길에 사우나를 들른 적이 있다, 그날은 용케 사우나에 있는 수면 침대의자에 누울 수 있었다. 산행과 목욕 후에 침대 의자에서 '이 상태가 가장 이완된 상태구나'라는 것을 느낄 수 있었다. 노곤하면서 잠으로 빨려 들어가는 그런 느낌, 바로 충분한 이완 상태의 느낌이었다.

이완에 대한 자기만의 경험이 있다면, 이 경험을 잘 기억해 두어야 한다.

- 나는 ________________ 할 때 충분한 이완 상태를 경험했다.

그런데 작정하고 충분한 이완을 느껴본 적이 있는가? 마음을 먹고 이완을 하려고 하면 도리어 이완이 잘 안된다. 모처럼의 휴일, 편안한 침대에 누워 잠을 청하려고 하는데, 원하던 잠은 오지 않고 이런 저런 생각에 빠져서 침대에서 다시 나온 경험도 있다.

우리의 목표는 충분한 이완 상태를 경험하고 이를 일상생활에 끌어들이는 것이다. 또 필요할 때 이 이완모드로 세팅을 하는 것이다.

한의학에서는 정서 상태에 따라 기의 변화를 가져온다

고 설명하는데, 그 가운데 '기쁨은 기를 완만하게 한다'라고 말한다. 다른 여타의 정서들은 모두 기의 변화를 주어 인체를 불균형 상태로 만드는데 오로지 기쁨만이 몸을 완만하게 하여 자연스럽게 균형을 잡히게 한다고 설명한다. 중요한 것은 이 이완 상태가 안정된 몸과 마음의 상태를 만든다는 것이고, 이 상태에서 우리 몸의 내적 에너지가 극대화된다는 것이다.

만일 깊은 수면을 자유자재로 잘 수 있는 사람이라면 건강 걱정은 반으로 줄여도 된다. 수면 시간 동안, 우리 몸의 에너지는 인체를 안정시키면서 균형을 잡고, 내적 에너지가 골고루 작용하도록 돕기 때문이다.

문제는 이 잠을 우리가 마음대로 할 수 없다는 것이고, 또 정작 필요할 때는 써 먹지 못한다는 것이다. 중요한 프레젠테이션을 앞두고 마음의 안정을 위해 잠을 잘 수는 없는 노릇이다. 이때 충분한 이완상태이면서도 정신은 깨어 있게 만드는 것이 중요하다.

2) 호 흡

우리 몸에는 여러 리듬이 있다. 심장은 매분 매초 쿵쿵거리면 잘 뛰고 있다. 스스로 측정하기는 어렵겠지만, 뇌에서 뇌파라는 파동을 계속 만들어 나가고, 근육도 마찬가지이다. 그런데 이런 리듬의 공통점은 이완의 반대인 긴장 상태일 때 점점 빨라진다는 것이다. 그리고 불행하게도 이런 리듬을 우리 스스로 조정하기가 어렵다는 것이다.

'심장아! 제발 좀 천천히 뛰어라' 하면서 심장을 쿵쿵 쳐 보지만 영 말을 듣지 않는다. 뇌파를 베타파에서 알파파로 바꾸기 위하여 멍하니 다른 생각을 하려고 하여도 어느새 또 이런저런 생각이 흘러가 뇌파를 빠르게 만든다. 바로 의도적으로 우리가 조절할 수 없다는 한계에 부닥친다.

너무나 다행스럽게도 호흡은 그나마 조절이 가능하다. 1분에 100회 정도의 빠른 호흡을 할 수도 있다. 물론 조금만 하면 헐떡거려서 하기 어렵다. 또 1분에 단 5회 정도의 호흡도 할 수 있다. 명상을 익히면서 안정된 호흡을 대략 1분에 5~6회 정도로 설정하는데, 조금만 연습해도 그 정도는 누구나 쉽게 할 수 있다.

• 안정된 호흡을 하면서 1분에 ____회의 호흡을 해 본다.

이렇게 스스로 조절하는 호흡은 호흡으로만 끝나는 것이 아니라 뇌파, 심장파와 같은 다른 리듬도 호흡에 맞춰서 조절이 된다는 것이다. 호흡만 효과적으로 한다면 우리 몸의 리듬은 우리의 의도대로 조절을 할 수 있다.

한의학의 기공 수련에 있어서도 몸과 마음을 조절함에 있어서 뺄 수가 없는 것이 호흡훈련이다. 호흡은 몸과 마음의 조절에 있어 중간자 역할을 한다.

3) 기

우리 몸에 기가 있고, 그 흐름이 인체에 있어 중요하다는 것은 공감하지만, 설명되기 어려운 측면이 있다. 분명히 무엇인가는 있는데, 현재의 과학 장비로는 측정이 되지 않아, 점차 의학계에서는 '꺼내기 어려운 현상'이 되어버린 것이 현실이다.

그렇지만 기는 한의학을 비롯한 동양학에서는 가장 비중 있게 다루는 의학 개념이기도 하고, 일상에서도 늘 활용되는 중요한 역할을 한다.

- 기는 정신과 육체를 연결하는 중간자 역할을 한다.
- 기는 우리 몸의 순환을 담당한다. 그렇기 때문에 기의 흐름이 좋다면 신체의 곳곳으로 기를 보내어 말초까지도 흐름이 잘 전달될 수 있도록 돕는다.
- 기는 호흡과 밀접한 관련이 있다. 이 기는 자연의 공기와 부모에게서 받은 선천적 에너지와 음식물을 통하여 들어온 후천적 에너지가 절묘하게 어울려서 인체의 모든 활동을 관장하게 된다. 인체의 에너지원이 호흡을 통하여 실제적 동력을 만들어 내는 것이다.

이렇게 기의 작용을 설명하면서도 측정할 방법은 없다. 즉 '기가 부족한 사람', '기가 전신적으로 잘 흐르지 않는 사람', '기의 불균형이 있는 사람'들을 정황적으로는 찾아낼 수 있지만 정작 기계를 통하여서는 측정이 되지 않는다.

이런 기에 대한 새로운 설명으로 '기'를 느끼는 작업이 대안으로 제시된다. 스스로 '기'를 느끼는 기감훈련이다.

'기감'을 느끼는 작업은 전통적인 한의학 수련에서도 많이 활용된다. 일차적으로는 수련자 자신이 스스로 느끼는 것이고, 이어서 상대방에게 전달하는 것이다. '기감'으로 느껴진 기는 상대방 역시 '기감'으로 느낄 수 있게 된다.

기를 느끼는 작업은 이완과도 밀접한 관련이 있다. 이완을 통하여 인체 내의 내적 에너지가 일어났을 때 이를 쉽게 느낄 수 있는 것이다. 또 호흡을 통하여 인체 내에 리듬을 주었을 때 그 리듬을 통하여 기의 강약 변화를 느낄 수 있는 것이다.

- 우리 몸을 충분하게 이완하면 내적인 에너지가 움직이는데, 우리는 이것을 알아차릴 수 있다.
- 호흡에 따라 기가 변화하는 것을 알아차릴 수 있다.

이렇게 느껴지는 기는 충분한 이완 상태를 평가할 수 있는 도구로 활용할 수 있다. 그리고 이렇게 느껴지는 것이 바로 내적 에너지이기 때문에, 이것을 직접적으로 활용할 수도 있다. 이완을 해서 따뜻해진 양손 사이에서 기를 느끼고, 이 기를 우리 몸에 가볍게 대어 보는 것이다. 그러면 따뜻한 기가 인체 내로 자연스럽게 들어오는 것을 느낄 수 있으며, 이때 느껴지는 기는 인체의 불균형되고 차단된 흐름을 원활하게 하는 데 도움을 준다.

조금 깊이 읽기 각국의 명상 프로그램

명상 훈련에는 다양한 종류가 있고, 각 문화, 종교 혹은 지역별로 차이가 있다. 흔히 요가는 인도에서, 기공은 중국에서 발달한 것으로 알려져 있으며, 명상은 그 둘 가운데 교집합적 위치를 점하고 있다. 중국에서의 명상은 정신과 육체를 안정시키는 데 있어 도교의 기본적인 훈련 방법으로 시작되었으며, 한의학과 접목되어 발전하다가, 최근에는 심리학과 정신의학계에서 광범위하게 수용하고 있으며, 이 방법들이 명상의 여러 요소들을 통합한 새로운 프로그램으로 만들어지고 있다. 세계 각국은 자기 나라의 전통과 결부된 프로그램을 만들고 또 이에 대한 효과 검증을 진행 중에 있다.

중국 원조 좌선(Chinese Original Quiet Sitting, COQS)이 그 한 예이다. COQS는 두 가지의 요소로 구성되어 있다. 처음에는 몇 분간 특별한 종교적 만트라를 묵송하면서 영적 에너지를 받는 것으로 이를 '원초적 기의 초대(Invitation of Primordial Qi, IPQ)'라고 한다. 이후에 조금 더 오랜 시간 동안 더 이상의 마음씀 없이 이완하면서 기가 스스로 작동하도록 하는 것으로 이를 '자연 작동의 허락(Allow its Natural Working, ANW)'이라 한다. 이 두 가지 요소를 가지고 만든 COQS는 뇌파 연구를 통하여 세타파의 현저한 증가와 알파 및 베타파의 감소를 보인다는 연구결과가 있으며, 뇌영상 연구를 뇌 혈류의 변화와 송과체 및 시상하부의 활동성이 늘어나는 것이 확인되었다. Liou(2010)는 이 COQS를 활용한 연구를 진행하였다. 수면을 늘리고, 면역 기능을 강화하고, 노화방지, 항산화, 암과 심장 질환에 도움을 주는 것으로 알려진 멜라토닌의 분비와의 관련성에 대한 연구이다. 도교로 잘 훈련된 20명의 건강한 성인을 실험군과 대조군으로 나누었다. 실험군에게는 10분간의 휴식, 5분간의 IPQ, 30분간의 ANW, 그리고 45분간의 휴식으로 짜여진 COQS를 진행하였고, 대조군은 편안하게 쉬도록 하면서 IPQ 시간 동안 시를 묵송하도록 하였다. 낮 동안은 일상적인 생활을 하도록 하였고, 검사는 야간 11시부터 1시간 30분 동안 진행하였으며, 진행하는 과정에서 침을 통하여 멜라토닌 정도를 측정하였다. 연구 결과 명상을 한 집단에서 멜라토닌의 상승을 관찰할 수 있었다. 이 연구 결과로서 이전의 뇌 영상 연구에서 제시된 송과체 활성 결과를 멜라토닌의 분비 촉진과 연계하여 볼 수 있었다.

Liou(2010). Detection of nighttime melatonin level in Chinese Original Quiet Sitting. J Formos Med Assoc. 109(10): 694-701

한국에서도 전통적인 마음훈련의 효능을 평가하는 연구가 진행되었다. Lee(2000)는 전통적인 기수련법인 천도선법을 수련하는 사람들에게 훈련 도중에 나타나는 혈압, 심박동수, 호흡 수를 조사해 보았다. 천도선법은 10분의 휴식, 10분간의 묵송, 10분간의 동작, 40분간의 좌선, 그리고 10분의 휴식으로 80분간 진행되었다. 훈련 도중 혈압, 심박동 수, 호흡 수의 현저한 저하를 확인하였다.

Lee(2000). Effect of Qi-training on blood pressure, heart rate and respiration rate. Clin Physiol. 20(3): 173-6.

02

15분 훈련

명상을 배우는 과정에서 조금 더 오랜 시간 동안 명상의 세계인 '삼매'에 빠지고 싶어진다. 그래서 어느 날은 작정을 하고 하룻밤을 지새우는 '용맹정진'을 시도해 보기도 한다. 그리고 맞는 새벽에 흐뭇해하면서 한 경지 올라섰다는 생각을 갖기도 한다.

그렇지만 이런 방법은 명상을 자신의 삶의 목표로 정하는 사람에게야 시도해 봄직한 일이기는 하지만, 일반인 특히 환자에게는 도리어 고통을 줄 수 있을 뿐 아니라, 명상에 질려 버리는 계기가 된다.

아주 짧은 시간에 명상의 효능을 그대로 느낄 수 있다면 그것이 최선일 것이다. 그래서 1분 만에 끝내는 명상이라는 방법이 활용되기도 한다. 그렇지만 이 역시 쉬운 것은 아니다. 채 마음을 가다듬고 명상을 시작하려는 시점에서 명상이 끝나기 때문인데, 이 짧은 시간에 명상의 목적을 달성했다면 앞서의 '용맹정진'을 한 사람보다 더 고수라 할 수 있다.

명상의 시간을 설정하는 것이 쉽지는 않다. 다다익선인가 고효율인가?

강동경희대학교병원의 정규 프로그램인 15분 명상을 끝내면서 "이제 오늘의 명상을 끝내겠습니다"라고 이야기를 하면 도리어 그 시간이 아쉽다는 사람이 있다. 조금만 더 길었으면, 오늘은 무엇인가 될 것 같다는 느낌이 들었다고 말하기도 한다. 명상을 하면서 느끼는 평안함에 그대로 머물러 있고 싶다는 생각이 든 것이다. 또 날에 따라서는 명상에 빠지는 삼매의 기분을 느끼기도 한다. 1분이 채 지나지도 않은 것 같은 현상이 벌어지는 것이다. 그렇지만 이렇게 이야기를 하는 사람이라고 하여도 5분이 채 지나기 전에 다른 생각이 들어서 명상을 계속하기가 어렵다고 하는 경우도 있다. 오늘은 영 집중이 되지 않는다고 하고, 또 밖에서 들리는 전화 소리가 거슬려서 집중을 할 수가 없었다고 이야기를 한다. 중간에 그만두고 싶은 생각이 굴뚝같았는데, 주위 사람들이 있어서 어쩔 수 없이 하다보니, 몸이 도리어 더 굳어버린 것 같다고 호소를 하기도 한다.

이처럼 명상은 어떤 날은 잘 되다가도 또 어떤 날은 잘 안되는 경우가 있다. 그래서 자신에게 맞는, 때로는 그날에 맞는 명상 시간을 선택하는 것이 중요하다. 물론 그날따라 명상이 잘 된다면 시간을 늘리는 것도 무방하다. 그렇지만 그런 경우라고 하여도 무조건 길게 가는 것이 좋은 것만은 아니기 때문에 자신에게 맞는 시간을 설정하는 것은 필요하다. 그렇다면 일반적으로 어느 정도의 시간동안 명상을 하는 것이 좋을까?

강동경희대학교병원 명상프로그램에서는 15분 명상을 반복한다. 명상에 대한 각 요소의 훈련이 있은 후에는 15분은 매번 똑같은 시간, 똑같은 방법을 하는데 같은 명상을 하다보면, 다소 지겨워지는 면이 있다. 특히 명상을 생활에 적용하기 보다는 무엇인가 배우는 대상으로 여기는 사람의 입장에서는 반복되는 방법이 발전이 없는 것처럼 보이기도 한다.

물론 여러 가지 정신 건강, 마음 건강 훈련을 하면서 자신에게 가장 적합한 방법을 찾는 것은 중요하다. MBSR의 경우에도 여러 명상법 가운데 마지막 시간에는 자신에게 가장 잘 맞는 방법을 찾도록 하고 이 방법을 꾸준히 실행하도록 한다. 호흡 명상이 좋은 사람이라면 호흡 명상만을 꾸준히 실행하는 것이다. 또 걷기 명상과 같이 활동이 동반된 명상을 선호하는 사람들은 그 방법을 꾸준히 하기를 권한다. 그렇지만 오랜 동안 호흡 명상만을 하다보면 효과가 더 이상 좋아지지 않고 정체된 느낌이 드는 경우가 있다. 이럴 경우에는 다른 명상법을 응용하는 것이 필요하기도 한다. 기공의 경우도 마찬가지여서 같은 동작의 수련을 지속하면서 생기는 습관화 현상으로부터 벗어나기 위해서는 적절하게 방법이나 자세의 변화가 필요하다. 그렇지만 자신의 방법을 너무 쉽게 바꾸는 것도 문제이다. 어차피 명상이라는 것이 훈련이라, 그 자세와 동작이 익숙해지는 데는 시간이 걸리기 마련이고, 또 그로부터 효과를 충분히 체험하기에는 시간이 필요하기 마련인데, 잘 되는 것 같아서, 혹은 이제 좀 지겨워져서 방법을 바꾸게 되면, 원하는 효과를 얻지 못하고 중도에 그만두는 꼴이 되는 것이다.

'기와 함께하는 15분 명상'은 15분의 시간 동안 명상과 기공을 요소들을 적절하게 접목하여 지루하지 않으면서도 그 효과를 충분히 낼 수 있도록 하였다. '호흡', '이완', '기감 느끼기'를 3분의 1씩 배정하였다. 어느 정도 익숙해진다면 15분의 시간 동안 수행되는 3가지 요소를 적절하게 안배를 할 수도 있다. 호흡훈련을 10분 정도로 늘리고, 나머지 두 가지 훈련을 5분 만에 끝을 낼 수도 있다. 반대로 호흡훈련을 2~3분 정도 만에 끝낸 후에 이완훈련으로 들어가는 방법도 있으며, 기감 느끼기를 늘릴 수도 있다. 물론 시간이 지나 숙달이 되면 세 가지 요소를 동시에 진행할 수도 있다. 호흡을 하고, 이완을 하며, 기감을 느끼는 것은 각각 독립적인 요소이기 때문에 동시에 수행을 할 수도 있다. 그렇지만 각각의 독립적인 요소들이 나름대로의 묘미가 있기도 하고, 또 한 가지에 다른 한 가지를 결합시키면 아무래도 그 맛을 느끼기 어렵기 때문에 결합이 능사는 아니다.

15분이란 시간은 어떤 의미가 있을까?

15분이면 천천히 100번 정도의 호흡을 하는 시간을 의미한다. 1분에 6번 호흡은 15분이 지나면 90번의 호흡이 되고, 7번의 호흡은 15분이 지나면, 105번의 호흡이 된다.

이 정도의 시간이라면 외부에 쏠린 자신을 내면으로 돌아올 수 있게 하는 시간이 된다.

15분의 시간 동안 충분한 명상의 기쁨을 느낄 수 있다면, 시간을 늘리는 것은 장소와 환경에 따라 얼마든지 적용을 할 수 있다. 1시간 정도까지 늘려보는 것도 한번 시도를 해 보자. 1시간 정도로 시간을 늘릴 경우 가장 문제가 되는 것은 자세를 일정하게 유지하는 어려움이다. 특히 발의 저림과 허리와 어깨의 통증은 명상이 좋다고 하더라도 견디기 어려울 수 있다. 이럴 경우 잠시 경직된 동작을 풀고 자세를 가다듬은 후 다시 명상자세를 취하면 된다. 그렇지만 흔히 가부좌자세로 대표되는 명상자세는 장기간 똑같은 자세를 취하기 위해서 가장 안정된 자세로 알려져 있다. 그렇기 때문에 명상을 시작하기 전에 자세를 잘 잡는다면, 허리와 어깨의 통증은 별로 문제가 되지 않는다. 다리의 저림은 이제껏 익숙한 자세가 아니기 때문에 고통스러울 수 있지만, 시간이 지나면 해결되므로 결국 극복해야 할 문제다.

초보자라면 다리를 바꿈으로써 조금은 더 길게 명상 시간을 늘릴 수 있다. 그렇지만 한 자세를 유지하는 것에 도전을 해 볼 필요가 있다. 그보다 다리의 저림이 마음챙김의 대상으로 적용할 수도 있다. 다소 지루하기 쉬운 명상에 자신의 마음을 둘 곳이 있다는 것은 오히려 명상을 지속하는 데 도움이 되기도 한다. 숨을 들이쉬고 내쉬면서 다리의 저림에 어떤 변화가 있는지를 관찰하는 것도 명상의 한 요령이다. 한 시간 정도의 명상을 하고 나면 한 수 올라간 느낌이 들며 뿌듯한 마음이 들기도 한다. 그렇지만 너무 오랜 시간을 하고 나서 명상에 대한 재미를 잃는 경우도 있기 때문에 무작정 시간을 늘리는 것은 추천할 바가 아니다.

15분보다 명상 시간을 줄이는 것은 어떨까? 일상에서 명상을 규칙적으로 15분을 채우기는 쉽지 않다. 특히 여러 사람들이 같이 있는 경우에는 따로 떨어져서 명상을 즐기기는 어렵다. 15분 명상에서 가장 중요하게 생각하는 것은 시간보다는 각각의 요소들이다. 이 요소들을 충실하게 소화해내는 범위 내에서 시간을 조절할 수 있을 것이다. 명상에 익숙해진다면 호흡법, 이완법, 기감 느끼기를 한꺼번에 실행할 수도 있게 된다. 단축에 또 단축을 하여 3분 만에 명상을 끝내기도 한다. 그렇지만 이런 경우에도 명상이 가지고 있는 요소들은 충실하게 소화를 하여야 한다. 호흡은 깊고 안정되어야 하며, 전신은 이완을 느낄 수 있어야 하고, 또 기감도 느끼도록 한다. 특히 단축에 단축을 하는 경우에는 복잡한 스트레스 사건이 눈앞에 있을 때 활용한다. 면접 시험이나 프레젠테이션을 앞두고, 짧은 시간에 적용하는 것이다.

명상을 하는 도중 어쩔 수 없이 그만두어야 하는 경우를 만나게 될 수 있다. 15분이라는 시간을 계획했지만, 도중에 그만두게 되는 상황이 발생한다. 그런 상황을 만나게

Tip 17 3분 명상

① 눈을 감고 가볍게 명상 자세를 취하면서 명상을 하고자 하는 마음을 갖는다. 숨을 깊게 들이마신 후 가능한 만큼 길게 숨을 내쉰다. 이런 호흡을 3번 반복한다(30초).

② 지금 눈앞에 펼쳐지는 스트레스 상황을 나의 몸과 마음으로 충분히 받아들인다. 어떤 기분이 드는지, 몸에서 어떻게 반응하고 있는지를 관찰한다(30초).

③ 호흡과 이완을 동시에 한다. 호흡은 호흡훈련에서 배운 것과 같이 규칙적으로, 부드럽게, 깊고 길게 하면서 양손의 따뜻한 감각을 느낀다(1분).

④ 양손을 마주하며 기감을 느낀다. 기감을 뚜렷하게 느낄 수 있도록 하고, 기감을 느낀 양손을 포개서 가슴 부위에 올려놓고 가볍게 마사지 한다(30초).

⑤ 마지막으로 앞의 스트레스 상황을 다시 떠올린다. 그리고 마음속에서 나오는 안정감과 치유력을 통하여 스트레스를 소화해 낸다. 숨을 깊게 들이마시고 길게 내쉰다(30초).

될 때, 갑자기 명상 상태를 깨는 것은 바람직하지 않다. 우선 이제 명상을 중단하겠다고 결정을 한다. 심호흡을 세 번 반복한다. 특히 들이마시는 숨을 충분히 하면서 몸을 각성시킨다. 이어서 양손을 비벼서 열을 낸 이후 감고 있는 눈에 대고 가볍게 마사지를 한 이후 눈을 가볍게 뜬다. 굳어졌던 자세를 하나씩 펴고, 스트레칭을 하여 혈액이 충분히 순환되도록 한다. 저린 느낌이 사라지면 활동을 시작한다.

조금 깊이 읽기 명상 시간

짧은 시간에 최대의 효과를 얻는 것이 모든 치료의 목표이다. 마찬가지로 명상도 만약 1분 만에 마음을 편안하게 할 수 있는 기술이 있다면 1시간, 2시간씩 명상을 할 필요는 없을 것이다. 물론 잠을 한숨도 자지 않고 등을 땅에 대지 않은 상태에서 일주일 동안 자세를 흐트러뜨리지 않는 용맹정진(勇猛精進)이 명상을 하는 사람들의 목표가 되고는 있지만, 이것을 일반인 특히 의료 현장에 대입시키는 것은 쉽지 않다.

인체를 변화시키기 위해서는 어느 정도의 시간이 필요한가?

명상의 효능을 밝히는 대부분의 임상연구들은 짧게는 4주 길게는 12주 동안 진행하고 있다. 대표적인 명상 프로그램인 MBSR은 8주를 적용하고 있다. 매주 2시간의 교육과 매일 1시간 정도의 수련이 되면, 명상의 기본을 익히고, 자신에게 맞는 방법을 선택할 수 있다는 설명이다. 물론 8주가 지나고 나서도 지속적으로 매일 1시간 정도의 명상 시간을 갖도록 권하고 있다.

명상을 필요로 하는 경우는 점점 많아지지만, 시간과 환경적인 제약으로 짧은 교육 시간과 일상에서의 짧은 수련 시간에 대한 요구가 늘어나고 있다(명상의 목적에 따라 이렇게 시간을 줄이는 것이 결코 바람직하지 않다는 견해도 있다).

Mackenzie는 업무 스트레스가 많은 간호사를 대상으로 하여 단축형 MBSR 프로그램을 적용하였다. 4주 동안 매주 한 차례 단지 30분간 참여를 한 이후 CD를 이용하여 주 5회 하루에 10분간 실습을 하도록 하였다. 4주 후의 평가에서 간호사는 탈진의 정도와 우울감은 줄어들었고, 이완감 및 일에 대한 만족도는 향상되었다. 짧은 시간의 수련에도 효과를 보인 결과이다.

Mackenzie(2006). A brief mindfulness-based stress reduction intervention for nurses and nurse aides. Appl Nurs Res. 19(2): 105-9

Lane은 단축형 명상 프로그램의 효능을 평가하였다. 일반인 200명이 참가하여 4주간 매주 1회 방문하여 1시간 강의를 듣고, 집에서 훈련 CD를 들으면서 만트라를 활용한 단축 명상훈련을 하루에 2번씩 15~20분간 단축명상을 시행하였다. 133명이 4주간의 훈련을 수행한 이후 스트레스, 불안, 정서의 안정을 가져왔으며, 자주 연습을 한 사람일수록 효과가 더욱 좋았다. 간단한 명상 훈련이 부정적인 정서와 스트레스를 개선하는 효과를 보인 것이다.

Lane(2007). Brief meditation training can improve perceived stress and negative mood. Altern Ther Health Med. 13(1): 38-44

그렇지만, 아직 매일 어느 정도의 시간 동안 명상을 하는 것이 효과적인지에 대한 명확한 근거는 많지 않다. 사람에 따라 명상의 효능이 다른 것도 의료 현장에서 관찰된다. 대부분의 명상 지도자들은 초보자들에게 하루에 30분 정도의 명상을 권한다. 하루에 몇 분을 하느냐보다 이것을 꾸준하게 실천할 수 있느냐가 더욱 중요하며, 또한 자신에게 맞는 방법을 선택하여 정작 필요할 때 활용할 수 있느냐가 더 중요하다.

03

호흡훈련

사람들이 가장 선호하는 운동법! 바로 숨쉬기 운동이다. 너무 쉬운 운동이다. 가슴이 답답하거나, 숨이 짧아지는 문제만 없다면 숨쉬기 운동만큼 쉬운 운동은 없을 것이다. 그렇지만 정작 호흡을 시켜보면 그렇게 만만치 않다.

"숨을 깊이 들이마시고, 천천히 내쉽니다."

"숨을 들이쉴 때 아랫배가 올라오고, 내쉬면 아랫배가 내려갑니다."

"호흡을 규칙적으로, 부드럽게, 깊게 그리고 느리게 합니다."

이렇게 호흡을 다시 마음 챙겨가면서 하면, 그렇게 쉽지만은 않다.

숨이 중간에 끊어지는 사람도 보인다. “호흐” 하면서 자연스러워야 할 호흡이 멈췄다 다시 시작하는 경우는 흔하다. 충분히 내쉬는 것에 어려움이 있는 사람들도 많다.

명상을 잘하기 위해 자연스럽고 편안하지만, 그래도 깊고, 리듬이 있으며, 부드러운 호흡을 배워 본다.

호흡훈련은 명상을 처음 하는 사람에게도 그렇게 낯선 방법은 아니고, 오히려 가장 좋아하는 방법이다. 강동경희대학교병원의 명상 프로그램을 끝내고 만족도를 조사해 보아도 호흡은 단연 압도적으로 많다. 호흡훈련은 과거로부터 많이 연구되었고, 그만큼 많이 적용되었던 분야이기 때문인 것 같다.

단전호흡, 복식호흡과 같은 호흡법은 우리나라 사람에게는 무척 익숙한 방법이다. 한국에서는 오래전부터 수련문화가 발전되어 왔기 때문에 호흡훈련은 쉽게 배울 수 있다.

초보자 입장에서 순서적으로 차근차근 연습하면, 호흡명상을 하기 위한 호흡은 자연스럽게 된다.

1) 복식호흡 연습하기

복식호흡은 공기의 양을 충분하게 받아들이고, 특히 횡격막을 가장 아래부위까지 끌어내리는 호흡이다. 그렇기 때문에 호흡량이 많다. 그렇지만 일반적으로 나이를 먹을수록 호흡의 깊이가 짧아지면서 흉식호흡을 하며, 횡격막을 호흡에 활용하지 않게 된다.

복식호흡을 처음 연습할 때는 누워서 하는 것이 편안하다. 그것은 숨을 들이마시면서 아랫배가 올라오는 것을 앉아서 할 때보다 더 잘 느낄 수 있기 때문이다. 앉아서 호흡을 할 때 배를 앞으로 내는 것은 그렇게 쉽지가 않다. 그래서 앉아서 복식호흡을 연습하는 경우는 마시면서 아랫배를 내는 것보다 도리어 숨을 내쉬면서 아랫배를 집어 넣는 것이 더 편하다.

복식호흡을 쉽게 연습하는 방법은 누워서 무거운 것을 아랫배 위에 올려놓고 호흡을 하는 것이다. 그리고 무거운

Box 26 | 복식호흡 연습하기

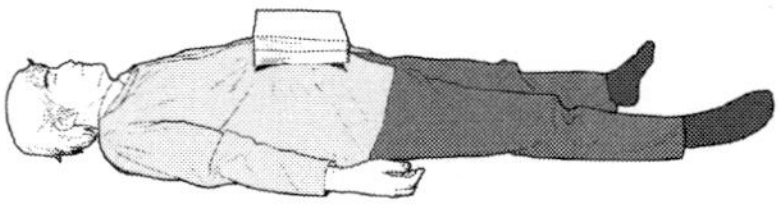

1. 무거운 책을 아랫배에 둔 상태에서 숨을 들이마시면서 배를 위로 올린다.

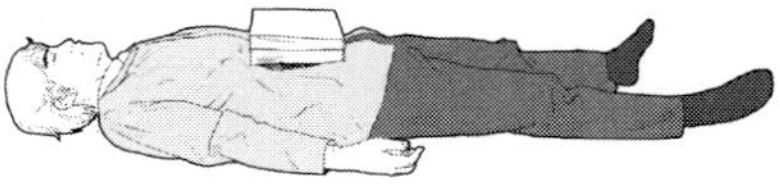

2. 무거운 책의 도움을 받아 숨을 충분히 내쉰다.

복부에 무거운 것을 올려놓으면 숨을 깊이 쉬는 데 도움이 된다. 특히 숨을 억지로 내쉴 필요 없이 무거운 것에서 느껴지는 중력을 이용하여 쉽게 복식호흡을 할 수 있다.

감각을 느끼면서 호흡을 한다. 특히 내쉴 때 무거운 감각으로 인하여 숨을 더욱 쉽게 내쉴 수 있게 된다. 감각을 가지고 호흡을 하면 호흡을 훨씬 깊게 할 수 있다. 여기에 핫팩(뜨거운 물주머니)을 이용하면 따뜻한 감각과 무거운 감각을 같이 활용하므로 효과를 높일 수 있다.

2) 들숨과 날숨 연습

숨을 크게 들이마시고 내쉬면서 어떤 호흡이 편안한지를 먼저 알아보자.

"충분히 숨을 들이마시고 완전히 내쉬어 봅니다. 들이마실 때가 편안한가요? 내쉴 때가 편안한가요?"

대부분은 내쉴 때가 편안하다고 한다. 그것은 내쉬는 숨과 들이마시는 숨이 작동할 때 인체의 변화 때문이기도 하다. 숨을 들이마실 때는 전반적으로 근육의 길이가 길어지

Box 27 들숨과 날숨 연습하기

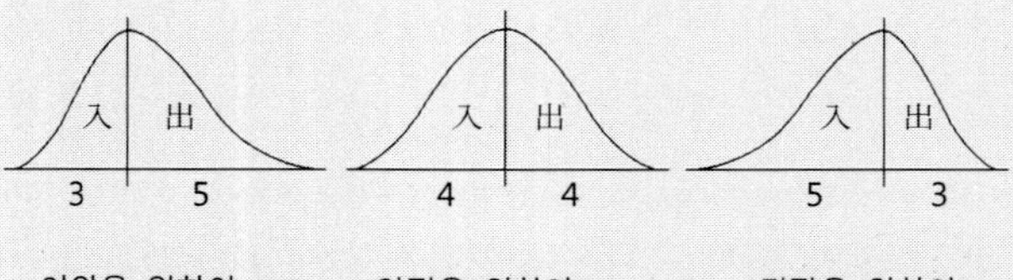

- 이완을 위하여 숨을 길게 내쉬기
- 안정을 위하여 규칙적으로 호흡하기
- 긴장을 위하여 길게 들이마시기

며 당연히 약간의 긴장이 동반되고, 교감신경이 강하게 작동한다. 내쉴 때는 근육의 긴장도가 떨어지는데, 부교감신경이 작동하는 것이다. 여기서도 긴장과 이완이 반복되는 것을 알 수 있다.

그렇기 때문에 숨은 잘 내쉬어야 한다. 잘 내쉬고 나면 공기는 삼투압 현상과 같이 자연스럽게 들어오게 된다. 이것은 마치 공기 튜브를 짜는 것과 비슷하다. 충분하게 공기를 내쉬면 내쉰 만큼 공기가 들어오게 된다.

또 한 가지 중요한 것은 맑은 공기와 탁한 공기의 차이이다. 맑은 공기를 아무리 많이 마신다고 하여도 탁한 공기를 밖으로 배출하지 못하면 탁한 공기가 인체에 저류하게 된다. 그런데 탁한 공기를 충분히 밖으로 내쉰다면 그만큼 맑은 공기를 자연스럽게 흡수할 수 있다. 명심해야 할 점은 호흡에서 충분히 내쉬는 것이다.

숨을 가볍게 들이마시고 길게 내쉰다. 들이마실 때는 하나, 둘, 셋까지 세면서 호흡을 하고, 내쉴 때는 하나, 둘, 셋, 넷, 다섯까지 세면서 호흡을 한다. 길게 숨을 내쉬는 것이 어렵다면 코로 숨을 들이마시고, 입으로 숨을 내쉰다. 입을 약간 다물어서 길게 숨을 내쉬도록 한다. 입을 다물면 숨의 길이를 조절할 수 있다. 내쉬는 숨을 길게 가져가면 몸은 편안해 진다. 부교감신경이 강력하게 작동하기 때문이다.

3) 호흡의 차이 깨닫기

좌우 콧구멍의 교대호흡으로 호흡의 차이를 깨달아 본다. 좌우 콧구멍을 교대로 막으면서 호흡을 하다보면, 좌우측이 꼭 균형이 맞지 않다는 것을 깨달을 수 있다. 때로 오전에는 좌측이 오후에는 우측이 막혀 있다는 기분이 들 수도 있다. 좌우측이 불균형하다면, 호흡의 균형이 깨져 있는 것이고, 이것은 곧 호흡뿐 아니라 공기를 마시면서 자극을 주는 뇌에도 영향을 미친다. 한쪽 콧구멍을 막고 숨을 들이마신 후 반대 콧구멍을 막은 후 숨을 내쉰다. 다시 다른 쪽 콧구멍을 막고 숨을 들이마신 후 또 반대 콧구멍을 막은 후 숨을 내쉰다. 이렇게 반복하다보면 좌우의 코가 평형으로 가는 것을 알 수 있다.

좌우가 모두 깨끗하게 호흡이 되기 위해서는 물을 이용하여 코를 씻는 방법이 활용되기도 한다. 심지어 인도의 요기들은 가는 고무줄을 콧구멍 속에 집어넣고 반대편 콧구멍으로 연결하여 호흡을 균형 잡히게 만들기도 한다.

들이마시는 숨과 내쉬는 숨의 차이를 깨달아 본다.

이 방법은 특히 호흡을 알아차림의 주제로 삼을 때 많이 활용하는 방법이기도 하다. 한의학 서적에서는 호흡법을 성공하기 위해서는 가느다란 실을 코앞에 두고 호흡을 하는 동안 그 실이 움직이지 않을 정도로 호흡을 한다고 하지만, 그것은 고수의 세계이고, 우리는 들숨과 날숨의 차이를 찾아나가는 것이 필요하다. 맑은 공기와 탁한 공기의 차이, 조금은 찬 공기와 인체를 한번 돌아나와 약간은 따뜻해진 공기의 차이를 깨닫는 것이다. 그 차이를 느낄 수 있도록 호흡에 집중해 본다. 그렇게 차이를 느껴가는 작업이 호흡 명상의 입문과정이다.

4) 호흡 명상

호흡 명상은 호흡훈련과 명상을 결합한 것이다.

처음 명상에 들어갈 때 호흡을 가다듬는 것이 중요하다. 들이마시는 숨은 가볍게, 내쉬는 숨은 충분히 길게 하면서 안정을 먼저 찾은 후 명상에 들어간다.

호흡 명상을 성공적으로 하기 위한 호흡 방법이다.

(1) 호흡을 잘한다

호흡을 잘하는 것은 호흡을 규칙적이고, 부드럽고, 깊고, 느리게 하는 것이다.

① 규칙적으로 호흡하기

숫자를 세면서 들이마실 때와 내쉴 때 일정한 리듬으로 호흡을 한다. 처음 하는 사람은 “하나, 둘, 셋” 하면서 들이마시고, 마음속으로 “하나, 둘, 셋” 하면서 내쉰다. 호흡이 안정되면 숫자를 늘리면서 호흡을 길게 한다.

② 부드럽게 호흡하기

중간에 끊기지 않게 같은 정도로 호흡을 한다. 처음부터 너무 호흡을 길게 하려 하지 말고, 천천히 올라갔다, 천천히 내려오는 기분으로 호흡을 한다.

③ 깊게 호흡하기

복식호흡을 하면서 배꼽 아래 단전까지 호흡하는 것을 느낄 수 있도록 한다. 아랫배의 오르내림을 관찰하는 것이 필요하다.

④ 느리게 호흡하기

숫자를 늘려가며 호흡을 길게 해 보는 노력을 한다. 그렇지만 이 방법은 무리해서 하지 않아야 한다. 어떤 훈련이든 충분하게 이완된 상태를 느낄 수 있어야 하기 때문에 무리를 가하지 않도록 한다. 호흡이 느려지면 인체의 다른 대사 기능도 같이 반응하기 때문에 안정 모드로 들어가기가 쉽다.

(2) 호흡에 집중한다

호흡은 잡생각을 줄여 주면서 집중을 하는 데 좋은 도구가 된다. 호흡은 계속해서 반복을 하는 것이고, 호흡을 통하여 여러 감각과 몸의 움직임에 집중을 할 수 있다. 들이마시는 숨과 내쉬는 숨의 차이, 아랫배의 오르내림 등이 좋은 관찰도구가 된다.

① 숫자를 세면서 호흡에 집중하기

처음에는 수를 세는 것에 집중한다. 호흡은 우선 부드럽고 규칙적으로 쉬면서 들이마셨다가 내쉴 때 숫자를 센다. 처음에는 하나부터 열까지 세고, 점차 숫자를 늘려 나간다. 어느 정도 호흡이 완성되면 1분에 5~6회 정도의 호흡을 하기 때문에, 30호흡 정도면 5분 정도가 지나가게 된다. 그리고 100호흡 정도가 되면 15분 정도가 된다. 100까지 숫자를 잊지 않고 충실하게 호흡을 진행할 수 있다면 호흡명상에 익숙해지고 있는 것이다. 100호흡이 될 정도면 이제 하나에서 이십까지 센 이후에 이십에서 하나까지 거꾸로 세는 방법을 연습한다.

② 코의 감각 깨우기

콧구멍에서 느껴지는 감각에 집중하고, 들이마시는 숨과 내쉬는 숨의 차이에 집중한다. 점차 들이마시는 숨이 몸에 어떤 영향을 주는지 관찰하고, 또 내쉴 때의 몸의 상태 역시 관찰한다. 특히 숨을 내쉬면서 나타나는 이완의 감각을 온몸으로 느껴 본다.

③ 호흡의 흐름을 쫓아가기

호흡이 코를 통해 기도를 지나 아랫배가 올라오면서 단전까지 내려가는 것을 관찰하는 것이다. 공기의 흐름을 계속해서 쫓아가면서, 호흡을 통해 인체가 어떤 변화를 가져오는지 관찰한다.

(3) 호흡에 자신의 마음과 기원을 담는다

호흡을 통하여 몸과 마음이 충분하게 이완, 안정된 상태가 되면, 몸과 마음은 우리의 기원을 받아들일 자세가 되어 있다. 숨을 마시면서 '나는', 내쉬면서 '편안하다'와 같은 단어를 속으로 되뇌는 방법을 쓴다.

이와 같은 방법으로 호흡 명상을 한다. 호흡 명상이 '기와 함께하는 15분 명상'에서 차지하는 비중은 전체의 삼분이 일 정도이지만, 이 방법만으로도 15분 이상을 지속할 수 있다. 이 방법은 명상의 기본이 되기 때문에 15분에서 끝나는 것이 아니라 점차 시간을 늘려서 30분, 때로는 1시간 정도를 지속할 수도 있다.

조금 깊이 읽기 호흡훈련의 효과

호흡은 숨을 쉬는 것이며, 숨을 쉰다는 것은 살아있음을 의미한다. 생명체는 생명 현상을 유지하기 위해 호흡을 통해 신체에 필요한 산소를 대기로부터 섭취하고 조직에서 만들어진 이산화탄소를 배출시킨다. 폐에 산소가 부족하면 혈액이 충분히 정화되지 않으며 제거되어야 할 이산화탄소 등의 노폐물이 축적되어 몸이 독성화된다. 호흡에는 두 가지 종류가 있는데, 횡격막 호흡(복식호흡)과 가슴호흡(스트레스 호흡)이다. 가슴호흡은 스트레스를 받았을 때 나타나는 호흡법으로 가슴이 움직이고 어깨가 올라가는 빠르고 얕은 호흡으로, 산소와 이산화탄소의 기체교환이 불충분하고 교감신경계를 자극하게 되어 불안정한 호흡의 악순환이 계속된다.

횡격막 호흡은 어깨가 위로 올라가지 않고 가슴이 움직이지 않으며 횡격막을 사용하는 호흡으로, 충분한 호흡으로 기체 교환이 잘 되고, 부교감신경을 자극하여 이완상태를 만든다. 횡격막 호흡은 명상과 요가, 기공 등과 결합하여 단전호흡, 이완반응 등의 다양한 기법이 개발되어 있다.

단전호흡은 횡격막 호흡에 한의학의 단전이라는 위치를 고려하여 활용하는 방법으로 복강 내의 복압을 높게 하여 기혈순환을 원활하게 하고 대사기능을 촉진하여 생명력을 활성화하고 몸과 마음의 건강을 도모하는 양생법이다.

김경원은 단전호흡을 중년여성의 건강증진을 위한 방법으로 활용하기 위해 신체를 안정상태에서 운동하기 적합한 상태로 준비해주는 동작, 장부의 기능을 촉진하여 대사기능을 원활히 하는 본동작, 활발해진 생체 기능을 안정상태로 낮춰주는 마무리 동작으로 구성된 쉽게 따라하며 익힐 수 있는 40분짜리 '단전호흡모형'을 만들어 효능을 평가하기 위한 연구를 진행하였다. 주 3회 6주간 총 18회를 진행한 결과 신체 건강, 정신 사회적 건강, 그리고 체력의 향상을 관찰할 수 있었다.

김경원(2005). 중년여성의 건강증진을 위한 단전호흡 모형개발. 대한간호학회지. 35(3): 565-74

Chan은 단전호흡의 효능을 평가하기 위해 신경-전기생리학적 방법을 통해서 점진적 근육 이완법을 실행한 집단과 비교 실험을 진행하였다. 단전호흡은 한의학적 전통 방법인 소림단전호흡법을 활용하였다. 데이터는 실험 전과 1달 동안 연습을 한 이후 눈을 감은 상태에서의 훈련을 한 직후의 뇌파를 측정하여 비교하였다. 실험을 통해 호흡을 지켜보는 수

동적 단전호흡을 5분간 실시한 이후 이완과 긍정적 정서의 정도를 나타내는 측두엽의 알파파 비대칭이 증가하였다. 5분간의 휴식 후 복직근을 강화하는 능동적 단전호흡을 5분간 실시한 이후, 주의와 각성의 정도를 나타내는 전후, 좌우 뇌반구 세타파 일관성이 증가하는 것을 관찰할 수 있었다. 이러한 결과는 단전호흡이 필요시 이완과 함께 집중의 강화에도 효능이 있다는 것을 밝힌 것으로 정서 상태와 함께 인지기능을 향상하는 데 기여할 수 있음을 알 수 있다.

Chan(2011). Shaolin dan tian breathing fosters relaxed and attentive mind: a randomized controlled neuro-electro-physiological study. Evid Based Complement Alternat Med. Epub

04

이완훈련

"힘을 빼세요"라는 말은 우리가 흔히 듣는 말이다. 야구선수가 배트를 휘두를 때나 골프선수가 스윙할 때도 그렇고, 면접을 앞두고 대기실에서 기다리는 수험생에게도, 잠을 청하려고 침대에 누웠으나 잠이 잘 들지 못하는 사람에게도 이렇게 이야기를 할 수 있다.

그렇다면 힘 빼는 것이 그렇게 어려운 일인가? 골프레슨을 받다보면 힘 빼는 데 3년이 걸렸다는 이야기를 듣기도 하고, 저렇게 힘이 들어가서는 타구가 멀리 가지 않는다는 야구 해설자의 설명을 듣기도 하며, 시험을 앞두고 긴장하여 망쳤다는 하소연을 듣기도 하고, 잠자리에 들면 똑바로 누워 있기가 힘이 들어 계속 뒤척여야 한다는 이야기를 듣다보면, 힘 빼는 것이 결코 쉽지만은 아니라는 것을 알 수 있다.

이완! 소위 말하는 힘 빼기는 명상 훈련에 있어서는 필수적이다. "몸과 마음을 편안하게 하고, 근육을 충분히 이완하면서"와 같은 멘트가 명상에서는 으레 첫 번째로 나오게 된다.

1) 긴장 이후의 이완 느끼기

"오른손의 힘을 빼십시오. 그리고 힘을 뺀 오른손과 왼손과의 차이를 느껴보십시오"라는 설명을 듣고 이완을 바로 느끼는 것이 초보자에게 쉽지는 않다. 힘을 빼려고 하면 도리어 힘이 더 들어가기도 한다.

먼저 오른손의 근육에 힘을 세게 주어 본다. 그리고 그 힘을 서서히 빼면서 근육에서 느껴지는 이완의 감을 느껴본다. 근육의 부위 부위를 나눠서 훈련을 한다. 처음에는 오른쪽 알통을 만들고 이어 이완을 하고, 이어 팔꿈치를 강하게 구부린 이후 서서히 펴고, 주먹을 불끈 쥐고 나서 서서히 주먹을 푼다. 숨을 들이마시면서 마음속으로 "하나, 둘, 셋, 넷" 하면서 강하게 근육을 긴장시키고, 이후 숨을 내쉬면서 "하나, 둘, 셋, 넷" 하면서 이완을 하고, 그 이완의 감각을 충분히 느껴 본다.

긴장 이후 이완을 하면서 느껴지는 감각을 적어 본다. 힘이 빠지면서 피가 통하는 것 같고, 짜릿짜릿하고, 저리고, 손에 힘이 빠지고, 손바닥이 따뜻해지고, 손에 힘이 없어 무거워지고….

바로 이완을 하면서 느낄 수는 없었지만, 근육에 긴장을 준 이후 이완을 하면 이완의 느낌을 그대로 느낄 수 있다. 이러한 이완의 감각을 다음의 훈련으로 계속 이어 간다.

2) 따뜻한 물에 손 담그기

이완하면 나타나는 반응을 응용하여 따뜻한 물에 손을 담그는 방법을 활용할 수도 있다.

긴장했을 때 나타나는 손의 감각을 우선 알아본다. 시험을 앞두었을 때, 화가 치밀어 올라 손이 부들부들 떨릴 때, 공포 영화를 볼 때 느껴지는 손의 감각을 먼저 알아본다. 손이 굳고 혈액순환이 안 되는 듯 손이 차다는 것을 깨닫는다.

이제 따뜻한 물에 손을 담가 본다. 그리고 손에서 나타나는 여러 감각을 그대로 느껴 본다. 물론 손이 따뜻해진다. 이어서 근육이 풀리면서 이완되고, 점차 그 이완의 느낌이 몸통으로 퍼져서 전신으로 향하는 것을 느낄 수 있다.

손바닥에 있는 모세혈관이 확장되면 혈액순환이 원활해

져서 심장의 부담이 줄어 가슴의 답답함도 한결 부드러워진다.

계속해서 손을 물에 담그는 것이 힘이 든다면, 발을 따뜻한 물에 담근다. 이른바 족욕(足浴)이다. 그럼 언제까지 족욕을 할 것인가? 발바닥이 따뜻해지고 이것이 점차 다리 위로 올라와서 전신에 영향을 준다. 심장에서 가장 먼 발바닥의 모세혈관이 늘어나서 혈액이 순환하면, 전신의 혈관이 이완되어 혈액의 순환이 촉진되고, 발만 뜨겁게 했는데도 불구하고 전신이 화끈거리며 약간의 땀이 나게 된다. 이때까지 하면 전신적 이완 상태를 만들게 된 것이다.

중요한 것은 따뜻한 감각 이후 이완 감각을 느끼는 것이다. 이완을 느낀 후에는 수면을 취할 수도 있다. 깊은 잠을 자는 데 도움이 된다.

그리고 실제 장면에서 활용을 해 본다. 시험을 불과 몇 분 앞두고 옆에 화장실이라도 있다면 잠시 들어가서 따뜻한 물에 손을 담그고, 1~2분만 그대로 지켜보자. 이완이 되면서 마음도 차분해질 것이다.

3) 이완으로의 자기 최면

이완 상태를 다른 방법을 통하여 확실하게 만들어낼 수 있다면 이제는 스스로 마음먹고 이완을 만들어 나가 본다. 이것은 자율훈련법에서 활용하는 방법으로 첫 번째 훈련

방법이다.

- 오른손이 무겁다. 오른손이 따뜻하다.
- 왼손이 무겁다. 왼손이 따뜻하다.
- 양손이 무겁다. 양손이 따뜻하다.

이 자기 최면적 방법이 앞서의 다른 방법보다 쉽지는 않지만, 훨씬 효과적으로 이완 상태를 만들어 가는 장점이 있고, 때와 장소를 가리지 않고, 자신의 의지대로 할 수 있으며, 다양하게 다른 방법으로 응용을 할 수 있기 때문에 어떤 상황에서도 활용을 하기 위해서는 이 방법을 익혀야 한다.

먼저 오른 손바닥에 생각을 집중한다. 그리고 오른손을 충분히 이완시킨다고 생각한다. 오른손 쪽 근육의 힘을 뺀다. 오른쪽 어깨부터 힘을 빼고 팔을 툭 늘어뜨린다. 오른쪽 어깨－오른쪽 알통－오른쪽 팔꿈치－오른쪽 팔목의 힘을 뺀다. 마치 잠에 깊이 빠져든 오른쪽 팔처럼 늘어뜨리고 힘을 뺀다. 잠이 들었을 때 사람이 무거워지는 그런 감각을 그대로 적용한다. 그러면 점차 오른손이 무거워질 것이다. 그 무거워지는 감각을 느낀다. '나의 오른손이 무겁다….' 오른손의 근육이 풀리면, 오른손으로 가는 혈관이 늘어나고, 혈액이 잘 흐르게 된다. 그렇게 되면 오른 손바닥으로 혈액이 몰려, 손바닥이 따뜻해지고, 또 무거워진다. '나의 오른손이 따뜻하다'는 감각을 충분히 느낀다.

같은 방법으로 왼손에도 하고 이어 양손 모두에 적용을 한다. '양손이 무겁다. 그리고 양손이 따뜻하다….'

이완훈련은 고도의 집중을 요구하는 자기 최면적 기법이기도 하다. 그렇기 때문에 단순하게 힘을 빼는 차원이 아니라, 자신의 신체 감각을 깨닫고 집중하기로 발전을 하여 명상의 중요한 요소가 된다.

처음에는 고도의 집중력을 가지고 연습을 하지만, 더 중요한 것은 이 방법을 언제 어느 때나 활용할 수 있도록 개발해야 하고, 최소한 30초 만에 이 감각을 만들어 낼 수 있어야 효과적으로 응용할 수 있다.

이완훈련은 자기의 감각을 깨우는 훈련이기 때문에 이 방법을 발전시키면 보디 스캔(Body Scan: 신체 곳곳을 스캔 즉 검색하듯이 샅샅이 관찰하는 방법)을 응용할 수 있게 된다.

보디 스캔을 시행하면 완전한 이완 상태를 경험할 수 있게 된다. 특히 숨을 들이마시고 내쉬는 과정에서 긴장과 이완이 반복되면서 충분한 이완 상태에 이를 수 있게 되는데 그 이완을 관찰하는 것이 중요하다. 관찰력이 좋아진다면, 호흡을 들이마시고 내쉬는 과정에서의 신체 내 감각 차이를 알아차림할 수도 있다. 특히 신체에 통증이나 가려움증, 저린감 등의 증상이 있는 사람이라면 숨을 들이마시고 내쉬는 사이에 차이가 있음을 관찰할 수 있다. 숨을 들이마실 때 인체는 각성을 하게 되어 감각에 더욱 민감해지고,

숨을 내쉴 때는 각성을 놓아주는 시간이기 때문에 감각은 떨어지게 된다. 감각이 떨어지면서 완전한 이완상태를 경험하게 된다.

★ 주의해야 할 사항

이 방법은 최면적 요소가 있기 때문에 최면 상태와 각성 상태를 명확히 구별해야 한다. 최면적 상태에서 벗어날 때에는 반드시 각성을 위한 동작이 필요하다. 손에서 무거운 감각과 따뜻한 감각을 충분히 느낀 이후에 강하게 주먹을 쥐었다 폈다 하면서 원래의 감각으로 돌아오게 한다. 손바닥을 털어내는 방법을 활용하기도 한다.

조금 깊이 읽기 이완훈련의 효과

이완의 효과를 의학적으로 활용한 방법에는 야곱슨의 점진적 근육이완법(Progressive Muscular Relaxation)과 슐츠에 의해 개발된 자율훈련법(Autogenic training)이 대표적이다. 이 두 가지 방법 모두 궁극적으로는 이완을 목표로 하고 있지만, 이완에 도달하는 방법에 차이가 있다. 한 가지는 근육 하나하나에 긴장과 이완을 반복함으로써 이완에 이르는 것이고, 또 하나는 자기 최면을 통해 이완으로 바로 들어가는 방법이다.

점진적 근육이완법은 인체를 16가지의 세부 부위로 나누어서 특정 부위의 근육에 긴장과 이완을 반복한다. 이때 긴장과 이완을 극대화하기 위해 호흡을 활용하여 들이마시면서 긴장하고 내쉬면서 이완을 하기도 한다. 손에서 시작하여 팔－이마－코－입－목－어깨－태양신경총－등－기저부－다리－장딴지－전신 순서로 진행을 한다. 이렇게 전신의 근육을 순차적으로 진행하고 나면 충분한 이완 상태를 경험하게 된다. 이 치료법은 교감신경계의 활성을 감소시키고 부교감신경을 강화시켜 혈압을 낮추고 불면증을 개선하며, 불안장애, 기분장애 등 정서적 문제를 해결하며, 폐기능의 개선, 항암 부작용의 감소, 면역 기능 강화에도 기여를 하고, 조직의 산소요구량을 낮추고, 통증 유발물질을 억제하며, 엔도르핀 분비를 촉진한다. 결국 내과적인 질환, 통증, 정신적인 문제, 암환자에게의 적용 등 다양한 효과를 검증하였다.

남기봉(2007). 점진적 근육 이완법의 임상적 활용에 대한 국내외 연구조사. 한방재활의학과학회지. 17(3): 91-104

자율훈련법은 '당신이 당신 스스로의 마음의 힘으로써—즉 아우토겐하게—당신 자신을 이완하게끔 배우는 법'으로 일종의 자기 최면 기법이다. 이 훈련법은 이완될 때의 신체 감각을 나타내는 문장을 마음속으로 반복하는 것이다. 그 내용이 실제로 몸에 실현되기를 수동적 집중의 자세로 기다리는 훈련으로 수련 후 30초에서 1분 내에 고요한 마음에 들어가는 것이 가능해진다. 자율훈련법의 과정은 팔의 중감(重感)과 온감, 심박의 조율, 호흡의 조율, 복강의 이완, 사고와 감정 정화의 6단계로 교육이 이루어지며, 각자가 집에서 규칙적으로(이상적으로는 하루에 3회, 최소한 하루 1회) 연습하는 것을 전제로 할 때 평균적으로 2~3주면 이완반응을 느끼기 시작하여 유기체적 전환(심신의 생리적 상태가 교감신경계 우위의 긴장상태에서 부교감신경 우위의 이완상태로 빠르게 그리고 전면적으로 전환하는 현상)이 안정적으로 자리잡기까지 개인차가 있지만, 대략 8~10주 정도가 걸린다. 자율훈련법의 효과는 과학적으로 증명되었는데, 임상연구를 종합한 분석 연구에서 자율훈련법은 두통/편두통, 경중도의 본태성 고혈압, 관상동맥질환, 기관지천식, 신체형장애, 레이노병(Raynaud's disease), 불안장애, 경중도의 우울 및 기분부전장애, 그리고 기능성 수면장애에 효과가 있음을 확인하였다.

이주희(2006). 스트레스와 이완요법 아우토겐 수련. 스트레스연구. 14(2): 139-59;
Stetter(2002). Autogenic training: A Meta-Analysis of Clinical Outcome Studies. Appl Psychophysiol Biofeedback. 27(1): 45-98

05

기감훈련

기를 가지고 치료를 하는 '기공사'의 모습을 본 적이 있을 것이다. 생각을 집중하고 마음을 편안하게 눈을 감고, 그리고 손바닥으로 환자의 고통스러운 부위를 조사(照射)하는 모습이다. 호흡을 가다듬어 자신의 몸을 기가 충만하게 한 후, 기를 환자에게 씌워 주는 것이다. 그래서 기공사들은 하루에 2~3명 정도의 환자를 보고, 그 이상이면 지쳐버린다고 한다. 자신의 기를 방출하기 때문에 시간이 지나면 다시 기를 충전시키기 위해 기공과 명상을 해야 한다. 자연으로부터 오는 기를 그대로 전달한다는 기공의 방법이 있기는 하다. 자연의 기운을 한손으로 전달 받아서 다른 손으로 환자에게 기를 전달한다는 것이다. 이 경우에는 자신의 기를 소모하지 않는다고 설명을 한다. 그렇지만 아무래도 환자에게 집중하려면 에너지의 소모는 피할 수 없다. 일본에는 오카다 테라피라는 방법이 있는데, 이것은 기를 상대방에게 조사하는 방법과 매우 유사하다. 시술자는 환자 옆에 앉거나 서 있는다. 그리고 30cm 정도의 간격을 띄운 상태에서 자신의 손바닥을 환자의 불편한 곳으로 향한다. 그리고 자연의 기운을 자신의 몸을 통하여 상대방에게 조사한다. 환자는 그 자연의 기운을 받고 몸을 정화시킨다는 원리이다. 피술자는 가장 편안한 자세에서 그저 손만 그 방향을 향할 뿐이고, 힘이 들면 손을 바꿔서 시행하는데 30분에서 1시간 가까이 아무 말 없이 환자 옆에서 그저 따뜻한 마음으로 손바닥을 향하고 있으면 된다. 무엇인가 전해주어야 한다는 생각이 없고 자연스럽고 편안하게 있기 때문에 시간이 지나도 별로 피곤해지지 않는다는 설명이다. 그렇지만 아무런 생각 없이 이렇게 30분, 1시간을 옆에 있는 것 자체가 피곤할 것이다. 이런 외기공은 다른 사람의 강한 기를 받는다는 측면에서는 긍정적일 수 있지만, 자신의 파형과 일치하지 않는 기를 받는다는 점과 그 사람의 능력이나 기분에 의존할 수밖에 없는 처지에 놓이는 한계가 있다.

그렇기 때문에 기공 훈련에서는 자신의 기를 스스로 키우는 것을 중요하게 생각한다. 외기공과는 다른 내기공이다.

기공 훈련은 기를 공부하는 훈련이다.

우선은 기를 축적해야 한다. 기를 자신의 몸에 쌓을 수 있어야 기를 운용할 수 있는 자원이 생기는 것이다. 단전호흡과 같은 방법이 대표적인 기를 쌓는 축기공(蓄氣功)이다. 그것은 기가 가장 많이 모일 수 있는 기의 바다인 단전에 기를 쌓는 것이다. 기를 축적시키는 것은 기본적으로 자연으로부터의 기운을 체내로 축적시키는 것이기 때문에 호흡이 중요하다. 호흡을 통하여 자연의 기운을 체내 깊은 곳에 축적을 하는 것이다.

그러나 이렇게 기를 쌓기만 하면 해결되는 것은 아니다. 자칫 기가 울체되거나 뭉쳐서 도리어 건강을 해칠 수도 있다. 기를 전신에 골고루 퍼뜨리고, 순환을 올바로 해야 되는 것이다. 이때는 호흡도 중요하지만, 기의 순환을 위한 동작도 필요하다.

그런데 이렇게 기의 순환을 위해서는 기를 느끼는 작업이 중요하다. 무작정 손과 발을 움직여 스트레칭을 한다고 기가 올바로 순환이 되는 것은 아니다. 기의 흐름을 스스로 느낄 수 있어야 올바른 순환을 유도할 수 있다. 다행스럽게도 손바닥은 인체 내에서 가장 예민한 부위로 기의 감각을 느낄 수 있는 부위이다. 그렇기 때문에 손바닥을 이용하여 기감을 느낄 수 있는 것이다.

기감 느끼기 작업은 기감을 이용하여 명상을 강화시키는 것이다. 기감은 인체 안에 있는 자신의 기를 느끼는 작업이고, 이렇게 느낀 기를 자신의 몸에 투사하는 것까지를 목표로 한다.

1) 자기 감각 느끼기

이완훈련을 통하여 양손바닥은 충분히 따뜻하게 변했을 것이다. 이렇게 따뜻하게 변하면 기를 느끼는 작업은 쉬워진다. 이제는 양손을 가볍게 들어 가슴 높이에서 서로 어깨넓이로 마주 보게 한다.

- 오른손의 따뜻한 감각을 왼편으로 보낸다.
- 왼손의 따뜻한 감각을 오른편으로 보낸다.

손으로 모인 기운은 외부로 나가고자 하고, 이것이 양손 사이에서 교류를 하면서 기의 감을 느낄 수 있게 되는 것이다. 이 감각은 손의 움직임에 따라 변화되어, 강약을 조절할 수도 있다.

기의 감각을 증폭하기 위해서는 기의 흐름을 호흡에 맞춰서 진행하는 것이다. 숨을 들이쉬면서 손을 넓게 벌리고, 숨을 내쉬면서 손을 좁힌다. 이렇게 벌렸다 좁혔다하는 과정에서 기의 감각은 더욱 뚜렷해진다.

기감 느끼기가 어려운 사람들도 있다. 이완훈련이 충분히 되지 않은 사람들은 손바닥이 따뜻해지는 것을 잘 느끼지 못한다. 이런 경우에는 이완훈련이 우선 충분히 되어야

Box 28 뇌의 감각 영역

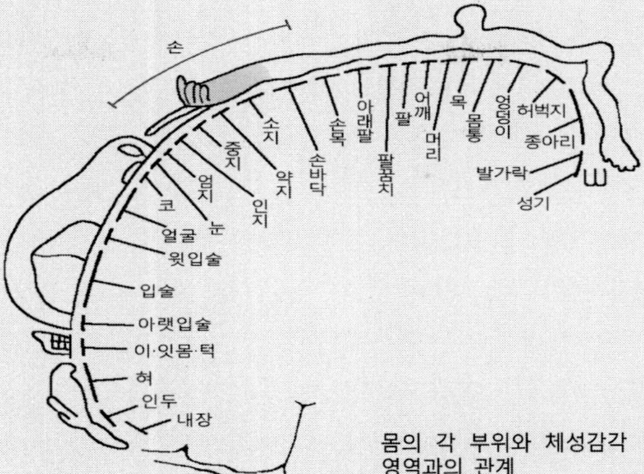

몸의 각 부위와 체성감각 영역과의 관계

맨필드 지도

신체 각 부위의 감각을 담당하는 뇌의 영역을 표시한 그림이다. 이 그림을 보면 손이 차지하는 영역이 얼마나 넓은지 알 수 있다. 손의 넓이는 전신에 비교하면 얼마 되지 않지만, 뇌의 영역에서는 1/5을 차지할 정도로 넓다. 손이 그만큼 예민하다는 이야기이며, 이 예민함을 잘 활용하면 우리는 기의 감각을 잘 느낄 수 있다.

한다. 이완훈련이 어려운 경우에는 따뜻한 물에 손을 직접 넣어서 손바닥이 따뜻해지는 것을 경험한 이후에 다시 시도해 볼 수도 있다.

기감 느끼기가 아직도 어렵다면 손바닥을 따뜻하게 만들고 기의 활동을 극대화하는 방법을 사용한다. 맨손으로 마치 손을 씻듯이 손가락과 손바닥의 곳곳을 만져 준다. 손가락 하나하나를 닦아 준다. 이때 너무 동작을 세게 하지는 않는다. 부드럽게 할수록 기의 활동은 쉽게 유도될 수 있다. 각각의 손가락을 충분히 만져 주었다면 전체적으로 손을 씻는 동작을 취한다. 그렇게 전체적으로 손을 씻은 후에 양손바닥을 10cm 정도 띄운 상태에서 서로 마주 보게 한다. 양손이 충분하게 데워져 있고, 또 기의 운동도 활발하게 된 상태이기 때문에 손바닥과 손바닥 사이의 어떤 감각을 느끼는 것이 어렵지는 않을 것이다. 이렇게 느껴진 감각을 잘 기억해 두었다가 앞서의 기감 느끼기 작업을 할 때 활용하면 된다. 그렇지만 이렇게 강제적으로 손을 마사지 한 후에 기감 느끼기를 반복하지는 않도록 한다. 그것은 스스로 기감을 느끼는 것 보다는 자발적 기운이 아니기 때문에 효과적이지 않다고 본다.

기감은 사람에 따라 다르게 반응한다.

- 손이 저린 것 같아요.
- 손이 따뜻해져요
- 양손바닥이 서로 밀쳐내요. 때로는 양손바닥이 서로 당겨요.
- 양손바닥 사이의 기감으로 공을 만들 수 있어요. 폭신폭신한 느낌이에요.

- 기감을 점점 크게 할 수도 있어요. 커다란 공이 되는 것 같아요.

기감훈련은 자신의 신체 감각 깨우기의 한 방법이다. 그런데 생각을 다른 곳으로 돌려서 양손바닥에 집중을 하지 않으면 기의 감은 금세 사라지게 된다. 바로 지금 여기에

Box 29 기감 자세

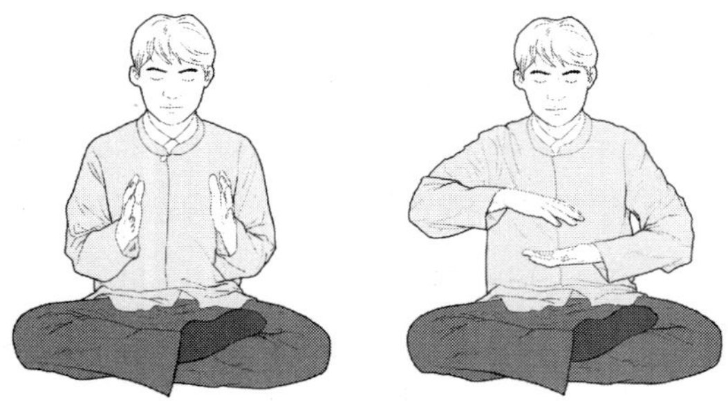

손바닥을 이용하여 기감을 느끼는 자세이다. 손바닥을 마주보고 양손바닥 사이를 10cm 정도 띄운다. 눈을 감고 손바닥에 집중을 한다. 어렵다면 손바닥을 가볍게 마찰하여 열을 낸 후 잠시 기다리면 양손바닥 사이에서 기감을 느끼는 것이 쉬워진다.

- 손바닥을 넓혔다, 좁혔다 하면서 감각을 키운다.
- 손바닥을 회전시켜 수평에서 수직으로도 느껴본다.
- 기감을 느끼면서 기감을 늘렸다, 줄였다를 연습한다.

마음챙김을 하지 않으면 기감이 사라지는 것이다. 그렇기 때문에 기감 느끼기는 명상의 정도를 측정하는 도구로도 활용이 된다. 내가 명상이 잘 되고 있는지, 아니면 잘 되지 않고 다른 생각에 빠져있는지를 기감의 정도를 통하여 알 수 있다.

2) 기 느낌을 자기에게 투사하기

기의 감각을 느낀 후라면, 그 기감을 자신에게 투사하는 방법이 활용된다.

충분하게 기감을 느꼈다면 양손바닥을 가볍게 포개고 가슴 위에 올려놓는다. 가장 먼저 할 것은 마음을 안정시키고, 심장을 편안하게 하는 것이다. 가볍게 가슴 위에 올려놓으면 심장이 뛰는 것을 느낄 수 있고, 마사지를 한다면 가슴속의 응어리를 쓸어내릴 수도 있다.

자기에게 기감을 투사하는 것은 가장 안정된 상태에서 투사한 기의 리듬을 몸과 마음이 공유하게 되는 것을 목적으로 한다,

'기와 함께하는 15분 명상'에서는 항상 마무리를 기 느낌을 자신에게 투사하기로 끝맺는다.

자신의 내적 치유력을 통하여 스스로의 마음을 안정시키고, 건강을 회복시키는 것이다.

3) 기 감각을 다른 사람과 공유하기

기감훈련은 스스로 느끼는 것에서 끝나는 것이 아니다. 기감을 다른 사람과 공유할 수도 있고, 또 자신의 기감을 상대방에게 전달을 해 줄 수도 있다.

상대방에게 기감을 전달하기 이전에 충분히 자신의 기감을 강화시켜 두어야 한다. 기감이 강하다는 것을 주로 온감이나 당기고 미는 느낌이다. 이 느낌을 그대로 상대방에게 전달하면 된다. 상대방에게는 자신의 따뜻한 기운을 전

Box 30 | 서로에게 기감을 느끼는 모습

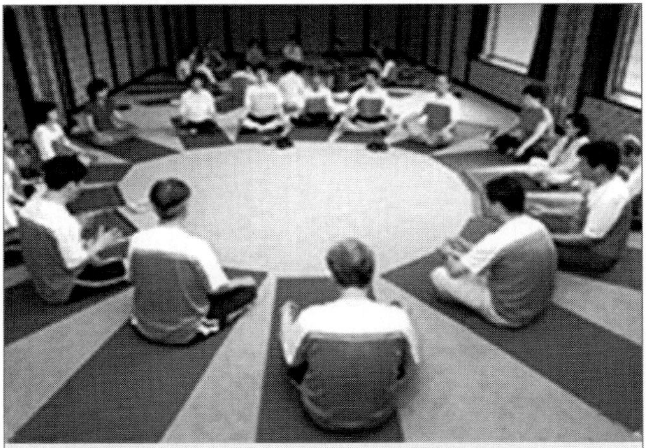

명상 모임의 사진이다. 둥글게 서로 마주보고 앉아서 서로에게 기감을 전하고 또 상대방의 기감을 느낀다. 비록 3~4시간의 명상 기본 교육이지만 참여자의 2/3는 기감을 느낄 수 있다.

달해 준다는 마음을 갖고, 또 상대방으로 부터의 따뜻한 기운을 충분히 느끼겠다는 마음을 갖는다.

여러 사람이 모여서 훈련을 하는 경우, 동그랗게 원을 그리고 앉아서 훈련을 한다. 기감 느끼기 단계에 접어들었을 때, 자신의 기감을 충분히 느낀 후, 손바닥을 반대편 쪽에 앉아 있는 사람을 향하여 기를 투사해 본다. 처음에는 양손바닥을 평행하게 하여 상대방을 향한다. 이후에 한쪽 손바닥을 앞으로 밀어 보고, 다른 한쪽 손바닥은 자신의 몸 쪽으로 오게 한다. 그리고 양손바닥의 차이를 느껴 본다. 한쪽 손바닥을 밀수록 다른 손바닥은 안으로 들어오는 것을 느낄 수 있다. 이어 양손으로 밀었다가 당겼다가를 해 본다. 그리고 전체적인 원에서 커다란 반구의 공을 느껴 본다. 스스로 느꼈던 조그마한 공이 아니라, 전체가 만든 커다란 공이다. 이런 훈련을 하고 있다 보면 훈련을 하는 사람 간에 커다란 동질감을 느끼면서 보편적 인류애를 체험할 수 있다. 인간과 인간의 교류 속에서 안정과 평화가 찾아온다는 그런 마음가짐이다.

4) 기감을 치유로 활용하기

기감은 자신의 몸에서의 기를 스스로 느끼는 작업이기는 하지만, 그렇게 느끼는 것이 단지 '느끼는 것'으로 끝나는 것은 아니다. 느껴진 기를 활용하는 것은 기감훈련을 한 사람 나름이다. 기감의 특징은 온감과 압력이다. 온감은 양손이 따뜻한 감각을 말하는 것이고 압력은 일종의 자기장으로 에너지가 파동을 만들어 가는 것이다.

온감은 단지 따뜻하다는 것만 가지고도 효과적이다. 우선은 실제 자신의 손의 온도가 올라가는 것을 말하고, 손끝의 온도가 올라간다는 것은 그만큼 혈액순환이 잘 되는 것을 말한다. 자신의 손이 차서 다른 사람들과 악수도 하기 싫었다는 50대의 한 여성은 기감훈련을 하고 나서 다른 사람과 손을 잡는 것이 너무 기분이 좋다고 한다. 혈액 순환

Box 31 | 기감의 전달

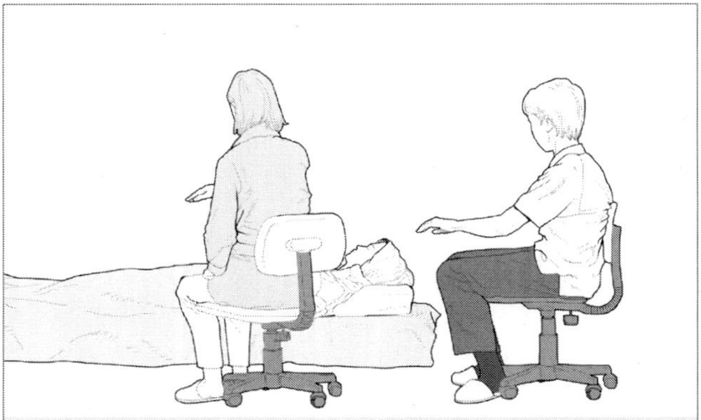

기를 상대방에게 조사하는 장면이다. 기를 보내는 사람과 기를 받는 사람 모두 기감을 느낄 수 있도록 집중해 본다. 기감을 느끼지 못하는 사람에게도 효과적이지만, 만일 기감을 느낄 수 있는 사람이라면 기의 강약과 감각을 조정할 수도 있다.

이 잘 되는 것은 그만큼 심장의 부담감을 줄여주기 때문에 여러 다른 질환의 예방에도 도움이 된다.

기감훈련에서 더 주목하는 것은 압력이다. 양손바닥 사이, 혹은 직접적으로 손바닥에서 나오는 기는 자신의 고유 파동을 가지고 있다. 그런 파동을 이용하면 자신의 증상 개선에 도움을 줄 수 있을 뿐 아니라, 다른 사람을 치유하는 치유력이 될 수도 있다. 기감을 충분하게 느낀 후에 자신의 몸에 손을 댔을 때의 느낌을 잘 관찰하면 스스로 자신의 몸이 안정되고 무엇인가 힘이 들어오는 것을 느낄 수 있다. 그래서 기감훈련 도중에 손을 모아 가슴을 쓰다듬어 내리거나, 무릎 혹은 아랫배에 가볍게 올려놓고 그 느낌을 충분히 갖도록 한다. 또 이 감각을 다른 사람에게 보내줄 수도 있다. 예전에 어머님이 "엄마 손은 약손"이라는 말과 함께 배 아픈 자녀를 쓰다듬는 것과 같이 상대방의 고통스러운 곳에 가볍게 손을 올려놓고, 마사지를 하는 것이다.

조금 깊이 읽기 기감의 효과

기는 마음과 같이 있는 에너지이기 때문에 기감 능력을 키우거나 기 운용능력을 키우려면 마음 자세와 몸의 상태 또한 중요하다. 기를 운용하는 능력을 발휘하기 위한 첫 번째 작업은 기를 느끼는 일이다. 기는 손이나 몸으로 느낄 수 있다. 무엇보다도 다양한 기를 느끼는 훈련을 먼저 쌓는 것이 필요하다. 특히 치유를 할 때는 기의 운용만이 아니라 진정으로 환자의 병이 낫기를 바라는 마음가짐이 매우 중요하다는 것을 인식해야 한다. 기는 스스로의 생명, 즉 자의식을 갖고 있는 정보가 실려 있는 에너지이기 때문이다.

방건웅(2005). 기가 세상을 움직인다. 예인. 496-503

보완대체의학 가운데는 에너지 치료법들이 소개되는데, 이는 모두 기를 활용한다는 공통점이 있다. 가장 대표적인 방법은 침치료로서 강한 자극으로 치료 효과를 극대화하기 때문에 한의학에서 적극적으로 활용하고 있다. 이외에 도구를 활용하지 않고 직접 손을 활용한 에너지 치료법들이 있는데, 기감을 상대방에게 전달하는 치료 방법으로 의학이 아닌 민간요법으로도 활용할 수 있는 장점이 있다. 치료적 접촉(therapeutic touch)은 우리말로 번역하면 약손요법이라고 할 수 있으며, 직접적으로 접촉하지 않는 방법도 있다.

기감을 활용하는 방법으로 서구에서 많이 알려진 것으로 레이키(Reiki, 靈氣)가 있다. 영기는 영의 기운, 우주의 에너지, 생명 에너지로서 튜닝을 통해 정렬한 영의 에너지를 빛과 진동을 이용하여 치유에 활용하는 방법이다. 서구에서 이 치료가 각광받은 것은 간단한 수기치료이며, 특별한 훈련법 없이도 치유력을 얻기 때문이다. 영으로부터 얻는 에너지는 육체, 감정, 정신, 영적인 차원에서 치유력이 있는데, 치료자 자신이 정화하고 치유하여 이를 상대에게 전달하는 것이다. 이 치료의 시작은 손을 통하여 따뜻한 기운을 상대방에게 전달하는 것으로 시작하여, 레이키의 상징과 애정을 실어 시술자에게 자연스럽게 나타나는 영의 에너지를 상대방에게 전달하게 된다.

일본에는 레이키 이외에도 기 치료법의 일종으로 Okada

Wellness 프로그램이 있다. 이 치료법은 자연에 근원적으로 있는 치유의 힘을 실현하는 것으로 정화요법으로 설명을 한다. 방법은 시술자가 편안한 자세로 환자에게 마치 기를 쐬어주는 자세를 30분에서 50분 정도 취하는 것이다. 이때 시술자는 자연에서 나오는 자연스러운 치유력을 그저 매개체가 되어 환자에게 전달을 한다. 그래서 장시간 같은 자세를 취하여도 피곤하지 않다는데, 이것이 기공요법과의 차이라고 한다. 이 방법은 기운을 돋우는 인간이 원래 가지고 있는 자연의 치유력을 자극하고 매일 심신을 정화하는 것을 도와줌으로써 정신적·신체적 건강을 도모하고 외부로부터의 고통을 덜어주는 것이다. 이 방법은 1935년부터 오카다에 의해 실행되고 있는데, 질병을 다루는 것뿐 아니라 개인의 삶의 변화를 도모하는 방법으로 활용되고 있다.

OKADA HEALTH & WELLNESS PROGRAM:
www.moainternational.or.jp

06

15분 명상으로 무엇이 달라졌나?

짧은 시간에 쉽게 배워서 최대 효과를 낼 수 있는 명상 방법을 찾을 수 있을까 하는 노력은 명상을 치료의 수단으로 사용하는 치료자의 마음속 한구석에 남아 있는 짐이다. 그렇지만 그 짐을 덜기 위해 프로그램을 만드는 작업이 쉽지는 않다. 현재 국내외에서 스트레스 해소를 위해 사용되는 요가, 기공, 단전호흡, 점진적 근육이완법, 자율훈련법, 명상 등은 대부분 8~12주 정도의 프로그램이고 1회 2시간 정도로 임상장면에서 활용하기 어려울 뿐만 아니라 실제 생활을 하면서 편하게 하기 어려운 점이 있다. 교육 프로그램을 열심히 배워서 익힌 이후 일상에 돌아와서 실행을 하지 못한다면 무용지물로 전락되기 쉽다.

강동경희대학교병원에서는 '짧은 시간', '간단한 방법', '최대 효과'를 목표로 한 '기와 함께하는 15분 명상'을 스트레스 클리닉에서 제작하고 이를 환자들에게 적용을 하면서 많은 환자들이 효과를 보아 왔다. 이에 대한 검증을 위해 2009년도에는 임상연구를 진행하였는데 명상으로 특히 어떤 변화가 있는지, 어떤 특성의 환자가 잘 되는지, 그리고 3가지 요소 가운데 어떤 것을 효과적으로 활용하는지를 내용에 따라 검토하여 보았다.

① 스트레스로 인해 발생하는 신체적·심리적 증상을 완화시키는가?
② 스트레스, 화병, 불안 등의 정도를 감소시키는가?
③ 삶의 질이 개선되는가?
④ 개인별 기질과 성격에 따라 프로그램의 차이가 있는가?
⑤ 개인별 특성에 따라 좋아하는 요소가 있는가?
⑥ 훈련을 열심히 한 사람이 효과가 좋은가?

이 임상연구는 스트레스로 일상생활에 불편을 느끼는 사람을 대상으로 하는 무작위 대조군 연구이다. 프로그램은 전체 4회기로 구성되어 있으며, 매주 1회, 각 회기 1시간 동안 6~10명의 그룹 워크숍 형태로 진행되었다. 참가자들은 주 1회 병원을 방문하여 스트레스에 대한 강의 및 명상 실습을 하고, 6일간은 집에서 명상을 실습하고 '4주간의 명상'이라는 소책자에 실습여부, 실습소감을 기록하게 하였다.

프로그램 세부 구성요소는 호흡훈련, 신체감각훈련, 기감을 통한 자기치유력의 회복으로 이루어져 있다. 호흡훈련을 위해 복식호흡과 수식관의 호흡 명상을 시행하고, 신체적으로 이완되는 감각을 향상시키기 위하여 자율훈련법 기법 중 손의 중감과 온감 훈련을 하였으며, 자기치유력을 알아차림하고 치료에 활용하기 위해 기감 느끼기와 치유명상을 결합하여 15분간의 단축명상으로 제작하였으며, 집에서 실습할 수 있도록 MP3 파일로 녹음하여 MP3 플레이어에 저장하여 배포하였다. 이상의 내용은 '4주간의 명상'이라는

Box 32 기와 함께하는 15분 명상 4주 프로그램

	구 성	내 용
스트레스에 대한 강의	스트레스에 대한 이해	스트레스 개념 / 스트레스 모델 급성 스트레스로 인한 신체적 · 심리적 반응 만성적인 스트레스와 질병 유발
	스트레스 완화	본인의 스트레스 요인에 대해 공유하기 스트레스에 자기조절을 위한 심신의학적 방법 소개
15분 명상	호흡 명상	심호흡하기 / 복식호흡 수식관(10에서 1까지 거꾸로 세기)
	자율훈련법	수동적으로 양손에서 중감 · 온감 느끼기 훈련
	기감 느끼기	양손 사이에 기감 느끼기 치유명상

소책자에 포함하였으며, 실습여부, 실습소감을 기록하게 하였다.

연구에 참가한 사람들은 일상에서 본인 스스로 스트레스를 많이 받고 있다고 생각하는 사람들이었다.

- 집에서 아이를 보고 있으면, 짜증이 치밀어 올라 견딜 수가 없고 그럴 때마다 아이를 때리게 돼요.
- 직장에서 일을 하려고 하는데, 선임이 나를 너무 못살게 굴어서 직장을 확 때려치우고 싶어요.

참여자들의 이야기를 들으면 스트레스 자체가 많은 사람도 있고, 또 사소한 스트레스에도 예민하게 반응하는 사람들도 있으며, 참지 못하고 화가 치밀어 올라 견딜 수 없다는 사람도 있었다.

(1) 스트레스로 인해 발생하는 신체적 · 심리적 증상을 완화시키는가?

간이정신상태검사(SCL-90-R: 신체적 · 정신적 · 사회적 기능을 적절하고 효과적으로 수행할 수 있는 총제적인 안녕 상태를 평가하는 도구)의 결과에서 신체화, 강박증, 대인예민성, 우울, 불안, 적대감, 정신증 등 대부분의 증상들이 10점 정도의 개선을 보였다. 이러한 변화는 가지고 있는 여러 증상들이 줄어들어서 일상생활을 편안하게 할 수 있음을 보여 준다.

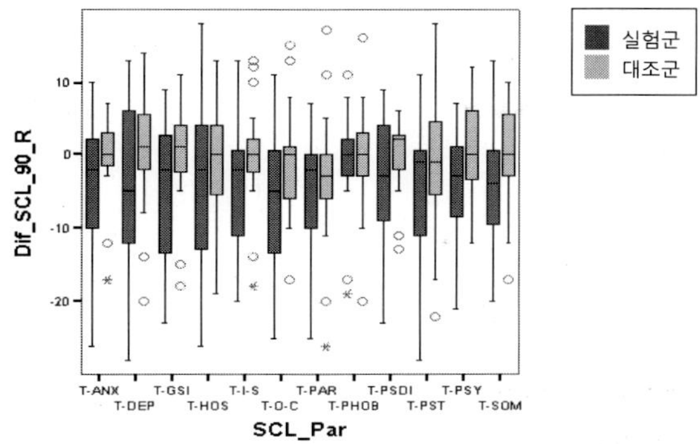

실험군은 대부분 10점 정도의 감소를 보인다.

| 그림 1 | 간이정신상태검사

(2) 스트레스, 화병, 불안 등의 정도를 감소시키는가?

스트레스 정도의 변화를 알기 위한 지각된 스트레스 척도(개인의 일상생활에서 건강을 위협하거나 또 다른 대처를 요구하는 스트레스의 전반적인 인지상태 척도), 화병의 정도를 알기 위한 화병성격, 화병증상 척도(화병 환자의 심리적·성격적 특성을 평가하기 위한 척도), 불안의 정도를 알기 위한 상태 불안, 특성 불안 척도(STAI)에서 모두 뚜렷한 감소를 보였다. 이러한 변화는 스트레스에 대하여 예민한 상태가 개선이 되고, 화와 분노에 대하여 조절이 가능한 것을, 그리고 불안이 줄어들고 있음을 보여 준다.

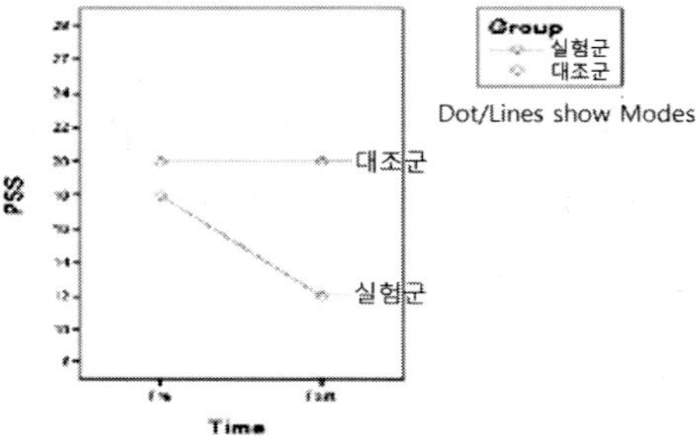

대조군은 변화가 없지만, 실험군은 스트레스 인지 정도가 현저하게 줄어들었다.

| 그림 2 | 지각된 스트레스 정도

(3) 삶의 질이 개선되는가?

삶의 질 단축형 척도(WHOQOL-BREF: 삶의 질을 측정하기 위해 세계보건기구에서 개발한 척도로 한국판 단축 척도)에서 신체적 건강, 심리적 건강, 그리고 환경 척도 모두 점수가 올라갔다. 여러 가지 건강 지표와 함께 자신의 환경도 변화를 볼 수 있었다.

(4) 개인별 기질과 성격에 따라 프로그램의 차이가 있는가?

이번 연구에서는 기질 및 성격 검사(개인의 기질 및 성격을 측정하기 위한 검사로 C. R. Cloninger가 심리 생물학적 인성모델을 기초로 개발하여 한국판으로 표준화한 기질 및 성격검사 성인용(TCI-RS))가 시행되었는데, 위험을 회피하려는 기질이 있는 사람들은 스트레스에 대한 지각, 화병 정도, 불안 정도가 높은 편이다. 반대로 인내력과 자율성이 높은 기질의 사람들은 이런 정도가 낮은 편이다. 그런데 위험 회피의 기질의 사람들이 프로그램 참여 이후 그 정도가 낮아졌고, 자율성이 낮은 사람들도 안정을 찾아갈 수 있었다. 이러한 결과는 이 프로그램이 기질과 성격이 취약한 사람들에게도 적용될 수 있음을 보여주는 것이다. 자율성이 낮은 사람들은 일반적으로 프로그램을 수행하는 것이 쉽지 않다. 참여했다가도 중도에 포기하거나, 과제를 충실히 실행하지 않아 좋은 결과를 보지 못하는 경우가 대부분이었다. 그렇지만 이 프로그램은 그런 사람들도 변화를 보여 주

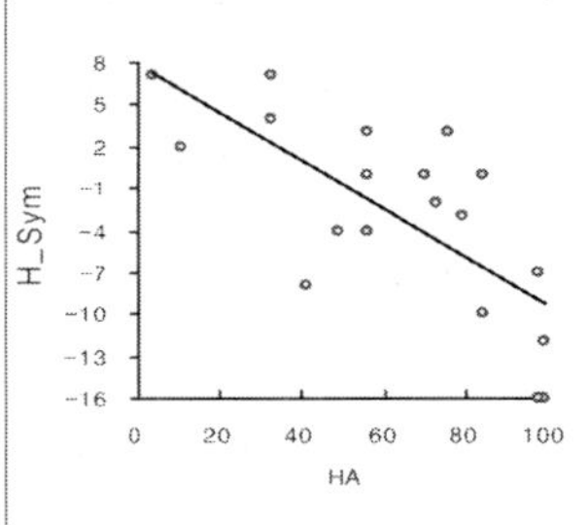

위험회피가 높을수록 화병증상은 비례하여 줄어들었다.

그림 3 위험회피와 화병증상의 상관성

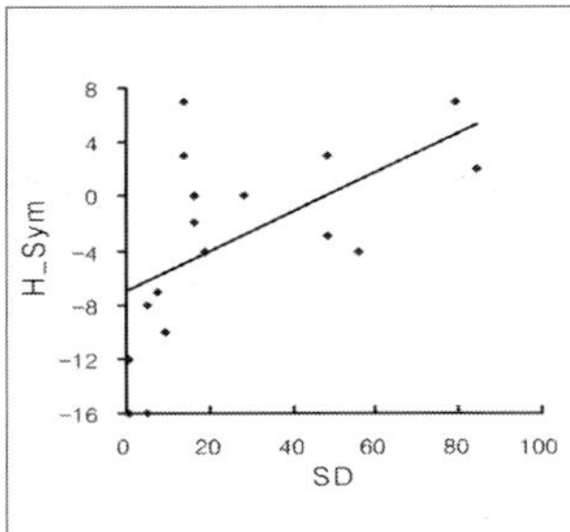

자율성이 낮을수록 화병증상은 비례하여 줄어들었다.

그림 4 자율성과 화병증상의 상관성

었다.

(5) 개인별 특성에 따라 좋아하는 요소가 있는가?

참여한 사람들의 선호도를 조사해 보니, 특정 요소에 집중되어 있지는 않았다. 호흡 명상, 이완훈련, 기감 느끼기가 각기 삼분의 일이었다. 그런데 화병증상이 높았던 사람들이 프로그램 세부 구성요소 중 호흡 명상을 선호하는 것으로 나타났다. 역시 가슴이 답답하고 무엇인가 치밀어 오르는 사람들의 경우 신체 감각에 집중하기 보다는 숨을 크게 쉬어서 가슴이 편해지는 것을 선호하는 것이라 할 수 있다.

(6) 훈련을 열심히 한 사람이 효과가 좋은가?

명상훈련의 한계 가운데 한 가지가 바로 얼마나 열심히 하느냐의 문제이다. 훈련법이 수동적이지 않기 때문에, 얼마나 적극적으로 열심히 하는가가 효과에 차이를 줄 수 있기 때문이다. 이번 연구에서도 열심히 한 사람일수록 불안 정도가 감소하고, 삶의 질이 높아진 것으로 나타났다.

전체적인 결과는 만족스러웠다. 스트레스를 많이 받는다고 호소하면서 프로그램에 참여한 사람들의 스트레스 정도는 완화되었고, 특히 자기 스스로 자신을 다스릴 수 있다는 자신감을 가지게 되었다.

이 프로그램으로 KBS의 「생로병사의 비밀」 프로그램에서 화병환자를 대상으로 2주간의 변화를 살펴보는 실험을 다시 하였다(내 몸을 태우는 '화' 2010. 4. 8. 방영).

4명의 화병환자가 참여하여 화병 척도, 지각된 스트레스 척도, 분노 척도가 호전되는 것을 볼 수 있었다. 그리고 프로그램을 진행하면서 여러 이야기를 들을 수 있었다.

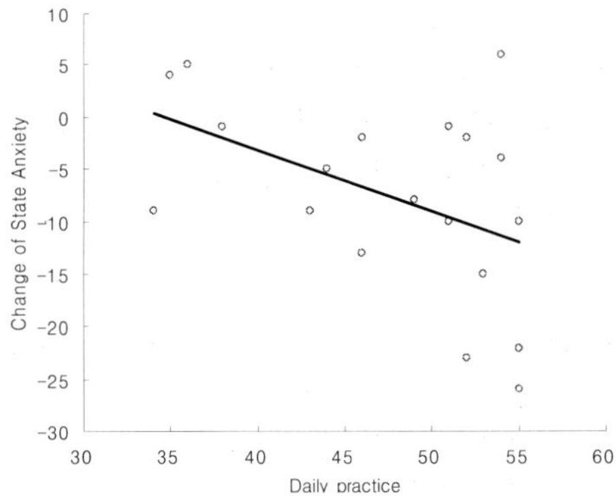

일일 훈련 점검 시, 훈련횟수와 불안 정도가 비례하여 감소하였다.

| 그림 5 | 훈련과 불안 정도의 상관성

홍○○

- 가장 많이 변화한 것은 잠이 잘 오고, 가슴 답답함이 없어진 것이다.

- 원인적인 스트레스가 계속 있어서 마음속에 화나 분노가 있기는 하지만, 내가 조절할 수 있는 것 같고 마음이 감사하고 긍정적으로 바뀌었다.
- 몇 달 전부터 머리가 찌릿찌릿한 것이 있었는데 없어졌다.

정○○

- 잠을 잘 잤다. 이전에는 잠이 드는 데도 한 시간이 걸리고 매일 세 번 정도는 깼었는데, 이제는 7시간을 연속해서 잘 수 있다.
- 억울하고 분하다는 생각이 아직 있기는 하지만, 내가 쓸모없는 사람이라는 생각이 많이 줄었다.
- 산의 나무를 확 베어버렸으면 좋겠다는 마음이 없어졌다.
- 예전에는 누가 산에 가자고 해도 따라가기 싫었는데, 이제는 따라갈 것 같다.

곽○○

- 잠을 너무 잘 자게 되었다. 잡념과 우울감, 한숨 쉬는 증상이 좋아졌다.
- 가슴 답답하고 숨막히는 증상도 없어졌다.
- 억울하고 분한 것이 좀 없어졌다.

최○○

- 가슴 답답하고 숨막히는 증상이 2주 동안 한 번도 없었다.
- 어제 연예인이 자살한 뉴스를 들었는데, 이전 같으면 하루 종일 우울할 텐데 담담해진 것 같다.
- 머리 아프고, 밥맛 없던 것도 좋아졌다.
- 불안하면 나타났던 안절부절과 피로감, 집중곤란, 예민한 감정, 근육 긴장이 줄어들었다.

07

세 가지 훈련에서 조금 더 마음먹기

15분 훈련은 매주 클리닉에서 열리고 있다. 처음에는 환자들이 배워서 일상생활에 활용할 수 있도록 한다. 그리고 보통 4~8번 정도의 교육을 받으면, 더 이상 명상을 하기 위해 병원을 찾지는 않는다. 그렇지만 이렇게 교육과 훈련이 끝나고도, 몇 개월 혹은 몇 년이 지나 명상을 위해 다시 병원을 찾곤 한다. 그것은 혼자서 명상을 지속하는 것이 어렵기도 하고, 때로 큰 스트레스를 받고 나면 마음을 추스르는 것이 쉽지 않기 때문이다. 이렇게 가끔씩 병원을 방문하여 교정을 하고 다시 일상에서 활용하기도 한다.

그렇지만 명상을 조금 더 하기 위해서 별도의 훈련이 필요한 경우가 있다.

1) 정규 명상 프로그램에 등록하기

명상을 배울 수 있는 기관이 있다. 한국명상치유학회에서는 명상을 일반인이나 환자가 기초부터 배울 수 있는 프로그램을 운영하고 있다. 명상 기초 프로그램은 마음챙김 스트레스 완화 프로그램(MBSR)을 한국형 마음챙김명상(K-MBSR)으로 수정 보완하여 한국인에게 맞춘 프로그램으로 학회에서 프로그램을 표준화한 한 방법을 활용한다.

2) 기감을 키우기

명상을 하면서 자신의 감각 느끼기를 숙달하면서 기감을 강화하고 이를 활용하고 싶은 의욕이 생기기도 한다. 이때는 기감을 강화시키는 기공 훈련을 병행하여 실시하면 도움이 된다. 기공 훈련은 여러 가지가 있지만 클리닉에서 별도의 기공 훈련을 지도하고 있다. 《소림내경일지선》의 방법 가운데 참장공이 대표적인 방법이고, 참장공을 하면서 손가락 움직이기 동작을 하면 기감을 강화하는 데 도움이 된다. 기공을 통해서 강화된 기감은 자기 스스로를 조절하는 데 도움을 줄 수 있을 뿐 아니라 다른 사람에게도 도움을 줄 수 있다(Box 25 참고).

3) 3분 명상

명상이 15분 정도의 시간이 필요하기는 하지만, 급박한 상황에서 정작 필요가 할 때가 있다. 면접시험을 앞두고 있거나, 대학입시 고사장에 들어가는 등 급한 상황에서 3분의 시간이 있다면 어떻게 할까? 명상의 기술은 고요하고, 안정된 자리에서 시간을 확보하고 하는 것만은 아니다. 이처럼 일상생활에서 짧은 시간 동안, 자신이 활용할 수 있는 방법을 익힐 수 있다. 기본적인 요소들을 이미 학습한 상태이기 때문에 응용 프로그램은 도움을 받아 상황에 맞는 자신만의 명상 방법을 만들면 된다(Tip 17 참고).

4) 질병 관리를 위한 명상

이 명상은 기본적으로 환자를 위해 제작된 것이다. 15분이라는 시간은 명상을 위한 충분하지는 않지만 최소한의 도움을 줄 수 있고, 이 방법 역시 심각한 질병을 앓고 있는 사람이라고 하여도 수행을 할 수 있는 수준이다. 결코 질병이 명상을 방해하지는 않는다. 도리어 절박한 질병일수록 명상을 하는 데 확실한 동기가 부여되어 있기 때문에, 일반 사람에 비하여 잘하면 잘했지 못할 이유가 없다.

명상으로 도움을 받을 수 있는 질환의 대표적인 것이 스트레스로 인하여 일상이 뒤틀린 여러 장애들이다. 사람이 스트레스를 받고 이를 견뎌나가는 과정에서 여러 가지 문제가 발생한다. 성격이나 태도가 문제가 되기도 하고, 스트레스로 인하여 나타나는 심리적·신체적 증상이 문제가 되기도 한다. 어쨌든 스트레스로 인하여 인체의 불균형이 초래되었다면, 이를 자발적으로 스스로 고쳐나가는 과정에서 명상은 중요한 역할을 한다.

이 명상법은 다른 신체적인 질환에도 적극적으로 활용될 수 있다. 우선 거의 모든 신체질환은 심리적 문제가 있다. 만일 암이라고 하여도 불안이라는 심리적 문제를 없앨 수 있다면, 암에 대하여 적극적으로 치료를 할 수도 있고 쉽게 주저앉지도 않을 것이다. 명상은 신체적 문제와 동반되어 있는 심리적 문제의 개선에 도움을 줄 수 있다. 더구나 명상은 단지 심리적인 위안만을 목적으로 한 것이 아니다. 인체는 명상 상태에 들어가면 자연스럽게 치유의 힘과 면역력이 강화된다.

5

기와 함께하는 15분 명상 스크립트

내 안에 있는 치유의 힘이 나를 안정시켜
나는 편안하고 건강해진다.
《기와 함께하는 15분 명상》

소　개

우리는 항상 스트레스와 함께 살아갑니다.
적절한 스트레스는 우리 삶에 활력을 주지만 우리의 통제력을 벗어나는 과도한 스트레스는 불안, 우울, 기억력 감퇴, 면역력 저하 등을 유발하여 만병의 근원이 됩니다.
명상은 이러한 통제할 수 없는 과도한 스트레스로부터 스스로 벗어나 몸과 마음의 긴장을 이완시키고 스트레스에 대한 조절능력을 키울 수 있게 도와줍니다.

본 프로그램은 호흡을 통한 자기 고유의 리듬 찾기, 이완훈련을 통한 신체 감각 깨닫기, 그리고 기감을 통한 자기치유력의 개발 등 세 가지 방법을 이용하여 몸과 마음을 안정시키고 이완시킴으로써 자기 조절 능력을 키우는 기와 함께 하는 단축명상이며 15분간 진행됩니다.
여러분께서는 매일 오전 오후 2번씩 하루 30분의 명상을 하시게 됩니다.

기 본 자 세

자, 이제 편안한 자세로 앉아 보십시오.

바닥에 앉거나 의자에 앉으십시오. 바닥에 앉으실 때는 방석 위에 책상다리를 하고 앉습니다.

등과 허리를 곧게 펴고 가슴을 활짝 열어 보세요.

머릿속으로 의젓하게 보이는 자신의 모습을 생각하며 앉습니다.

양손은 손바닥이 위를 향하게 해서 무릎 위에 살포시 내려놓습니다.

눈은 편안하게 감으십시오.

몸이 불편하신 분은 누운 자세로 명상을 하셔도 상관없습니다.

몸을 앞뒤, 좌우로 움직여서 내 몸의 중심을 잡도록 하십시오. 이제 호흡으로부터 명상을 시작합니다.

예비 호흡

호흡 명상을 하기 전에 심호흡을 3번 하겠습니다.

내쉬는 숨을 마시는 숨보다 길게 하십시오. 이완상태에 쉽게 들어갈 수 있습니다.

숨을 깊게 들이마시고 천천히 내쉬어 줍니다.

숨을 들이마시세요. 하나, 둘, 셋

이제 숨을 내쉬세요. 하나, 둘, 셋, 넷, 다섯

다시 한 번 숨을 들이마시세요. 하나, 둘, 셋

숨을 내쉬세요. 하나, 둘, 셋, 넷, 다섯

다시 한 번 숨을 들이마시세요. 하나, 둘, 셋

숨을 내쉬세요. 하나, 둘, 셋, 넷, 다섯

안정된 자신의 모습을 관찰해 보십시오.

호흡 명상

이제, 호흡 명상을 하겠습니다.

호흡 명상은 여러분들의 고유의 리듬을 찾아가는 작업입니다.

고유한 리듬을 가진 안정된 호흡은 여러분의 내적 에너지를 강화시킬 수 있습니다.

호흡은 규칙적으로, 부드럽게, 깊게 하며, 속도는 점차 늘려나갑니다.

편안하게 호흡합니다.

호흡이 중간에 끊기지 않게 부드럽게 합니다.

숨을 깊게 들이마시고 천천히 내쉬어 줍니다.

숨을 일정한 리듬으로 부드럽게 들이마시고 내쉽니다.

하나, 둘, 셋 하며 들이마시고,

하나, 둘, 셋 하며 내쉽니다.

숨을 들이마실 때는 마신 숨이 배꼽 아래에까지 들어간다고 생각하십시오.
마신 숨이 아랫배에 가득 차면 천천히 배꼽 아래 단전에서부터 숨을 토해 냅니다.

숨 쉬는 것이 자연스러워졌으면 숨을 내쉬면서 "열"에서 "하나"까지 세어 나갑니다.
숨을 들이마신 후 "열" 하면서 천천히 숨을 내쉽니다.
이어 숨을 들이마시고 "아홉" 하고 내쉽니다.
숨을 들이마시고 "여덟" 하고 내쉽니다.
숨을 들이마시고 "일곱" 하고 내쉽니다.
숨을 들이마시고 "여섯" 하고 내쉽니다.
숨을 들이마시고 "다섯" 하고 내쉽니다.
숨을 들이마시고 "넷" 하고 내쉽니다.
숨을 들이마시고 "셋" 하고 내쉽니다.
숨을 들이마시고 "둘" 하고 내쉽니다.
숨을 들이마시고 "하나" 하고 내쉽니다.

하나까지 갔다면 다시 "열"에서 "하나"까지 거꾸로 셈하는 호흡을 계속 하십시오.
숨을 들이마신 후 내쉬면서 "열" 하고 세고, 다음 번 내쉴 때는 "아홉" 하면서 하나까지 세어 나갑니다. 내쉬는 숨을 거꾸로 세어 나갈 뿐 다른 어떤 생각은 하실 필요가 없습니다.
도중에 잡념이 생겨 숨을 세는 숫자를 잊어버렸다면 "열"에서 다시 시작하십시오.

호흡 명상 반복

처음에는 한 번을 하지만, 점차 수를 세면서 하는 호흡 명상의 시간을 늘립니다. 명상 시간도 15분보다 길게 할 수 있습니다.

열에서부터 하나까지 거꾸로 세어 나가는 호흡을 3번 정도 반복하면 약 5분의 시간이 소요될 것입니다. 호흡 명상은 불안하거나 긴장될 때 산란한 마음을 한곳으로 집중시켜 정신을 안정시켜 줍니다. 숫자를 잊지 말고 호흡과 셈하는 것에 오로지 집중하십시오.
수를 세면서 하는 호흡을 끝내고, 이제는 기원을 담아 호흡을 합니다.
숨을 들이마시면서 "나는"을 머릿속에서 읊조린 이후에 "편안하다"와 같은 말을 읊조리면서 내쉽니다.
이러한 호흡을 10번 반복합니다.
"편안하다" 외에 자신이 바라는 단어를 호흡에 담아 호흡을 지속합니다.

"행복하다", "건강하다", "자신 있다"와 같은 말을 읊조릴 수 있습니다.

자신의 기원을 호흡에 담아 계속하면, 여러분의 몸과 마음은 자연스럽게 그 바람을 따라갈 수 있습니다.

이 완 훈 련

이어서 편안한 호흡을 계속하면서 이완훈련을 하겠습니다. 이완훈련은 몸의 자기치유력을 증가시킬 수 있는 깊은 이완상태를 만듭니다.

말씀드리는 신체 부위에 주의를 집중하고, 지금 이 순간 느껴지는 모든 감각을 그대로 받아들여 봅니다.

자, 시작하겠습니다.

오른 손바닥에 주의를 집중해 주십시오.

오른 어깨부터 시작하여 점차 힘을 뺍니다. 어깨의 힘을 빼 주십시오. 이어 팔꿈치, 손목, 손바닥, 손끝으로 천천히 힘을 뺍니다. 그리고 힘을 빼면서 느껴지는 감각에 집중하십시오.

힘을 빼면서 자연스럽게 느껴지는 무거운 감각에 집중하십시오.

오른손이 점점 무거워집니다.

- 오른손이 점점 무거워집니다.

• 오른손이 점점 무거워집니다.
오른팔에 힘을 빼서 근육이 이완되면, 오른팔로의 혈액순환이 원활해집니다.
오른쪽 어깨에서 팔을 지나 손목, 손바닥, 손끝까지 따뜻한 혈액이 천천히 흘러내려간다고 생각해 보십시오.
오른손이 점점 따뜻해집니다.
• 오른손이 점점 따뜻해집니다.
• 오른손이 점점 따뜻해집니다.
나의 오른손이 무겁고 따뜻합니다.

이번에는 왼쪽 손바닥에 주의를 집중해 주십시오.
왼쪽 어깨부터 시작하여 점차 힘을 뺍니다. 어깨의 힘을 빼 주십시오. 이어 팔꿈치, 손목, 손바닥, 손끝으로 천천히 힘을 뺍니다. 그리고 힘을 빼면서 느껴지는 감각에 집중하십시오.
힘을 빼면서 자연스럽게 느껴지는 무거운 감각에 집중하십시오.
왼손이 점점 무거워집니다.
• 왼손이 점점 무거워집니다.
• 왼손이 점점 무거워집니다.
왼팔에 힘을 빼서 근육이 이완되면, 왼팔로의 혈액순환이 원활해집니다.
왼쪽 어깨에서 팔을 지나 손목, 손바닥, 손끝까지 따뜻한 혈액이 천천히 흘러내려간다고 생각해 보십시오.
왼손이 점점 따뜻해집니다.

- 왼손이 점점 따뜻해집니다.
- 왼손이 점점 따뜻해집니다.

나의 왼손이 무겁고 따뜻합니다.

이제는 양손바닥에 모두 주의를 집중해 주십시오.
힘을 빼고, 혈액 순환이 잘 되고 있는 감각을 관찰합니다.
양손이 모두 무겁고 따뜻합니다.

- 양손이 모두 무겁고 따뜻합니다.
- 양손이 모두 무겁고 따뜻합니다.

양손이 무겁고 따뜻해졌다면 충분히 이완된 것입니다.
얼굴을 편안하고 부드럽게 미소지어 보십시오.
마음이 편안해졌다면 자연스럽게 미소지을 수 있을 것입니다.
이제 여러분의 몸과 마음은 편하게 이완되었을 것입니다.

기감 느끼기

이제 여러분은 여러분 몸에 흐르고 있는 기를 직접 느껴볼 것입니다. 이 기는 여러분을 지켜주고 있습니다. 여러분의 내적 치유력을 스스로 느껴 봅니다.

이완훈련을 통하여 충분하게 이완된 손바닥을 서로 마주하고 그 사이에 있는 기감을 찾아봅니다.

기는 보이지는 않지만 우리 몸에 존재하며, 우리는 이것을 느껴 볼 수 있습니다.

양손을 마주하고 몸 안에서 흐르고 있는 기의 흐름을 손바닥 사이에서 스스로 느껴 봅니다.

양손바닥을 어깨 넓이로 마주하여 봅니다.

오른 손바닥의 따뜻한 기운을 왼 손바닥으로 보내고, 왼 손바닥의 따뜻한 기운을 오른 손바닥으로 보냅니다.

점점 가까이 해 보십시오.

이제는 천천히 벌려 봅니다.

양손바닥을 가까이 하였다 멀게 하였다를 반복합니다.

손의 움직임에 따라 커지고 작아지는 기감을 느껴 보세요.
양손을 좌우로 천천히 움직여 봅니다.
손바닥 사이에 둥근 공모양의 기의 감각을 느껴 봅니다.
기의 공을 아래 위로 천천히 움직여 보세요.
기감을 강하게 느껴 보십시오.

- 기감을 강하게 느껴 보십시오.
- 기감을 강하게 느껴 보십시오.

바로 이 기감이 여러분이 소유한 자기치유력입니다.
양손을 천천히 움직여 포갠 후에 가슴 위에 올려놓습니다.
가슴이 답답한 분이라면 가볍게 위에서 아래로 쓸어내리십시오.
여러분이 불편한 곳에 손을 가볍게 올려놓습니다.
무릎과 허리, 혹은 머리 위에도 가볍게 올려놓을 수 있습니다.
몸에 있는 답답함, 냉감, 열감, 저린 느낌들이 어떻게 변화하는지 관찰하여 보십시오.
내 몸의 불편한 증상들이 완화되는 것을 충분히 느껴 보도록 하십시오.
충분히 느끼는 시간을 가집니다.
충분한 시간을 가지고 몸에서 나타나는 변화를 관찰합니다.

여러분 스스로 가지고 있는 기를 활용하여 여러분의 불편한 곳을 치유하고자 한다면, 손을 불편한 곳에 가볍게 올려놓습니다. 손으로부터 느껴지는 따뜻한 감각을 불편한 곳이 그대로 느낄 수 있도록 기다려 주십시오.

이제 다시 양손을 가슴 높이로 올린 후 서로 마주하여 봅니다.
앞서 느꼈던 기의 감을 강하게 느껴 보십시오.
손을 상하, 좌우로 움직이면서 기의 감각을 더욱 강하게 느껴 보십시오.
이제 끝으로 양손을 천천히 움직여 배꼽 아래 단전에 포개어 내려놓으십시오.
손바닥과 아랫배에서 느껴지는 따뜻한 감각에 집중합니다.
내가 만든 기를 아랫배 단전에 집어넣는다고 생각하십시오.

그리고 마음속으로 이렇게 말씀하십시오.
내 안에 있는 치유의 힘이 나를 안정시켜 나는 편안하고 건강해진다.

- 내 안에 있는 치유의 힘이 나를 안정시켜 나는 편안하고 건강해진다.
- 내 안에 있는 치유의 힘이 나를 안정시켜 나는 편안하고 건강해진다.

내 안에 있는 기로 치유하고자 할 때는 실제로 그런 현실이 눈앞에 펼쳐지도록 합니다.

이제 양손바닥을 비벼서 열이 나게 한 다음, 얼굴을 부드럽게 마사지합니다.

눈을 부드럽게 뜨면서, 몸을 좌우로 천천히 움직입니다.

이제 여러분의 몸과 마음은 편안해졌을 것입니다.

아침 저녁으로 하루에 2번씩 명상을 해 보십시오.

여러분은 여러분이 가지고 있는 치유의 힘으로 더욱 건강해 지실 것입니다.

수고하셨습니다.

부록

원포인트 스트레스 솔루션

스트레스를 받고 있어요

지금 나는 어떤 상태인가?	Box 1
아직 병은 아닌 것 같은데, 몸은 왠지 불편해요!	Box 2
나는 스트레스를 잘 이겨내고 있는 걸까?	Box 3
내 몸의 조화가 깨진 걸까?	Box 6
일상에서의 스트레스 관리 건강 수칙은?	Tip 1
스트레스를 받고 있을 때	Tip 2, 3
스트레스를 풀기 위한 족욕	Tip 4
스트레스를 풀기 위한 걷기	Tip 7
화가 치밀어 오를 때	Tip 5, 15
나의 리듬을 되찾고 싶을 때	Tip 6

깊은 잠을 자고 싶어요.	Box 8 Tip 8

| 명상의 도움을 받고 싶어요 |

나도 명상을 잘 할 수 있을까?	Box 14 Tip 9, 14
기본이 되는 명상 자세는?	Box 15 Tip 10
명상을 할 때 필요한 마음가짐은?	Box 16
명상을 할 때 하는 호흡	Box 26, 27
명상을 하기 좋은 장소는?	Box 17, 18 Tip 13
명상 프로그램	Box 12, 32
마음챙김을 잘하는 법	Tip 11, 12
명상을 하고 싶은데 시간이 없어요.	Tip 17
암환자를 위한 명상 프로그램	Box 10, 13

| 한의학 |

한약을 먹어야 하나?	Box 9, 24
한의학에서 추천하는 생활건강법	Box 23
기감을 느끼고 싶어요.	Box 29, 30, 31

에필로그

한의학 정신건강 시리즈를 시작하며

이 책을 마무리하면서 힐리언스 선마을을 찾았습니다. 명상을 주제로 책을 쓰면서 마무리로 명상을 잘 할 수 있는 곳을 찾아 이곳에 왔습니다. 무언인가 정리를 하려면 마음을 안정시키고, 집중력을 모으는 그런 명상적 자세가 필요합니다. 여러분은 무엇인가 정리하고 마무리를 할 때 어떤 곳을 찾습니까? 그리고 어떤 방법을 쓰십니까?

건강한 정신은 무엇입니까?
당신은 건강한 정신을 가지고 있다고 생각하십니까?
정신과에서는 정신을 건강하게 만들어 주나요?

한의학 정신건강 시리즈를 준비하면서 다가온 명제입니다.

불안하고, 우울하거나, 혹 화가 나서 견딜 수 없는 감정의 문제, 신경만 쓰면 가슴이 두근거리고, 잠을 자지 못하며, 머리가 아픈 신체적 문제의 해결을 위해 의학은 지속적인 노력을 하고 있습니다. 그렇지만 그 문제가 해결되었다고 하여 우리의 의무는 끝나는 것 같지는 않습니다.

암센터에서 진료를 마치고 온 환자가 멍한 상태에서 하염없이 눈물을 흘리고 있습니다. 6개월 정도의 연명할 시간밖에는 남지 않았다는 의사 선생님의 선고(?)를 받고 어찌해야 할지 모르겠다고 합니다. 환자에게 몇 마디를 던지지만 인간이 가지고 있는 근원적인 불안감을 의사는 해결할 수 있을까요?

30년 가까이 행복하게 살던 부부가 있습니다. 얼마 전 남편이 술김에 한, 10년 전의 외도 경험을 듣고 나서 인생을 헛살았다는 상념에 빠진 부인이 병원을 방문했습니다. 분명 지금 너무나 행복한 삶을 살고 있는데, 그 한마디로 부인의 삶을 완전히 부정하게 되었습니다. 이렇게 무너진 불신감을 의사는 해결할 수 있을까요?

이런 문제에 접해 보면, 의학에서 제공할 수 있는 정신건강의 도구에 한계가 있음을 절감하게 됩니다. 이런 문제의 해결에 도움이 되는, 건강한 정신을 만드는 데 도움이 될 수 있는 의학적 방법이 무엇일까에 관심을 갖게 되었습니다.

삶의 철학 문제를 다룰 수밖에 없습니다. 사람은 무엇으로 사는가와 같은 질문에 대답할 수 없는 철학의 빈곤은 건강한 정신세계를 만들 수 없습니다. 어려움을 극복할 수 있는 삶의 의미를 찾는 것이 무엇보다 필요합니다.

의사 중심에서 환자 중심으로 치료의 방향이 바뀌야 합니다. 매일 진단하고 선고하는 의사 역시, 질병으로 진단을 받으면 환자가 되고, 또 환자와 똑같은 마음을 가지게 됩니다. 병을 앓고 나서 더 훌륭한 의사가 될 수 있는 것은 환자 중심으로 자신을 돌아볼 기회가 있었기 때문입니다.

병원 중심에서 생활 중심으로 치료의 목표를 바뀌야 합니다. 증상이나 질병 모두 변화하기 마련입니다. 그것도 대부분 천천히 변화합니다. 병원에서의 급한 치료가 끝나고 나면, 이 느린 변화를 옳은 방향으로 만들 일상생활에서의 관리가 중요합니다.

한방에도 정신과가 있나요?
한의원에서도 상담치료를 하나요?
정신과? 한방과 양방이 차이가 있나요?
한방신경정신과는 도대체 무슨 치료를 하나요?

앞에서 제기된 문제에 대하여 한의학이 답을 주고자 합니다.

한의학은 동양 문화의 실용적 집합체입니다. 동양 문화는 각 영역별 경계가 명확하지 않습니다. 아예 통합적이라고도 할 수 있습니다. 불교의 종교적인 문제나 유교의 삶의 태도 모두 한의학의 기초로 제공되고 있습니다. 저자가 한의학 정신건강 시리즈를 준비하면서 첫 번째로 명상을 다루는 이유는 이렇게 동양 문화를 한의학에 담아내기 위해서입니다. 의학이 발달하면서 나타나는 철학적 빈곤에 대하여 한의학이 도움을 주고자 합니다.

한의학은 환자들이 호소하는 증상 하나하나에 초점을 맞추고 있습니다. 또한 한의학이 가지고 있는 가장 큰 특징은 환경과 인간이라는 대우주, 그리고 정신과 육체라는 소우주를 전체적·통합적 관점에서 보는 것입니다. 그렇기 때문에 일상에서의 환경과의 적응, 그리고 정신과 육체의 조화라는 커다란 치료 원칙을 가지고 있습니다. 여기에 우리는 균형과 조화를 중요한 치료 원칙으로 삼고 있습니다. 또한 자신의 증상이나 문제를 깊게 관찰하는 것은 명상적 태도 가운데 하나입니다.

한의학에서는 이전부터 양생술이라 하여 보다 더 건강하게 삶을 살아가는 방법을 설명하고 있으며, 특히 정신건강에 관한 많은 조언을 해 주고 있습니다. 이 양생술이 바로 일상생활에서의 삶에 태도에 대한 가이드라인입니다.

우리 의학인 한의학, 그 가운데 정신의학을 공부하고 스트레스 클리닉에서 진료를 하고 있는 한의사로서 우리 스스로 자신이 가지고 있는 내적 치유력을 극대화하여 건강한 삶을 누릴 수 있도록 도와주어야 하는 것이 저의 의무라고 생각합니다.

우리 의학이 가지고 있는 장점을 지금 이 시대를 살아가고 있는 모든 분들께 되돌려 주는 것이 한의학자로서의 사명이기에 한의학 정신건강 시리즈를 시작한 것입니다.

힐리언스 선마을 어느 조그마한 방에서
먼 산을 바라보며
2011. 2. 25. 김종우

저자 **김종우(金鍾佑)**
경희대학교 한의과대학 졸업
경희대학교 한의과대학 석사
경희대학교 한의과대학 박사
경희의료원 한방신경정신과 전문의과정 수료
1996~2006 경희의료원 한방병원 화병클리닉 운영
2006~ 강동경희대학교병원 한방병원 화병 스트레스클리닉 운영
현재 경희대학교 한의과대학 교수
한방신경정신과학회 회원, 스트레스학회 회원, 명상치유학회 회원
활동 한의학 정신건강 시리즈 기획 진행 중
심신의학과 관련된 국제학회 다수 참석
다학제간 연구활동(신경정신과 의사, 가정의학과 의사, 심리학자 등과 함께 화병, 스트레스, 암, 치매 분야의 연구)
저서 홧병(1997), 마음의 병 한방으로 다스린다(2000), 마음을 치유하는 한의학 정신요법(2006), 증례로 본 정신한의학(2006), 화병으로부터의 해방(2007)

한의학 정신건강 시리즈 1

기와 함께하는 15분 명상

2011년 8월 5일 1판 1쇄
2018년 11월 1일 1판 3쇄

저 자 | 김종우
발행인 | 임동규
발행처 | **집문당**
등 록 | 1971. 3. 23. 제300-2012-69호
주 소 | 03134 서울시 종로구 돈화문로 82 집문당빌딩 5층
영업부 | (02)743-3192~3 팩스(02)742-4657
sale@jipmoon.co.kr
편집부 | (02)743-3096~7 팩스(02)743-0227
edit@jipmoon.co.kr
홈페이지 | www.jipmoon.co.kr

ISBN 978-89-303-1526-5
ISBN 978-89-303-1525-8(세트)

가격 10,000원

이 도서의 국립중앙도서관 출판시도서목록(CIP)은 e-CIP홈페이지(http://www.nl.go.kr/ecip)와 국가자료공동목록시스템(http://www.nl.go.kr/kolisnet)에서 이용하실 수 있습니다.
(CIP제어번호: CIP2011002883)